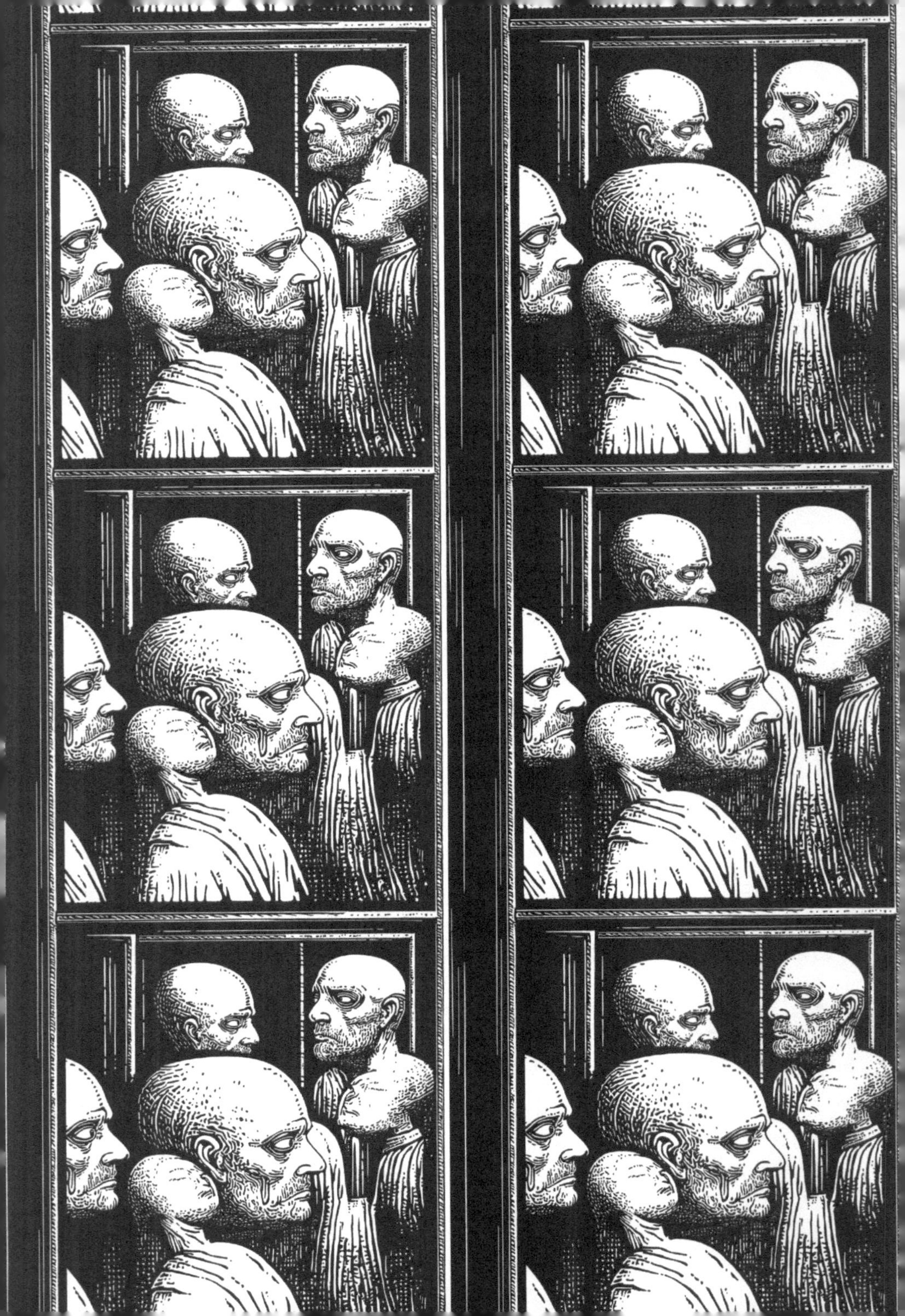

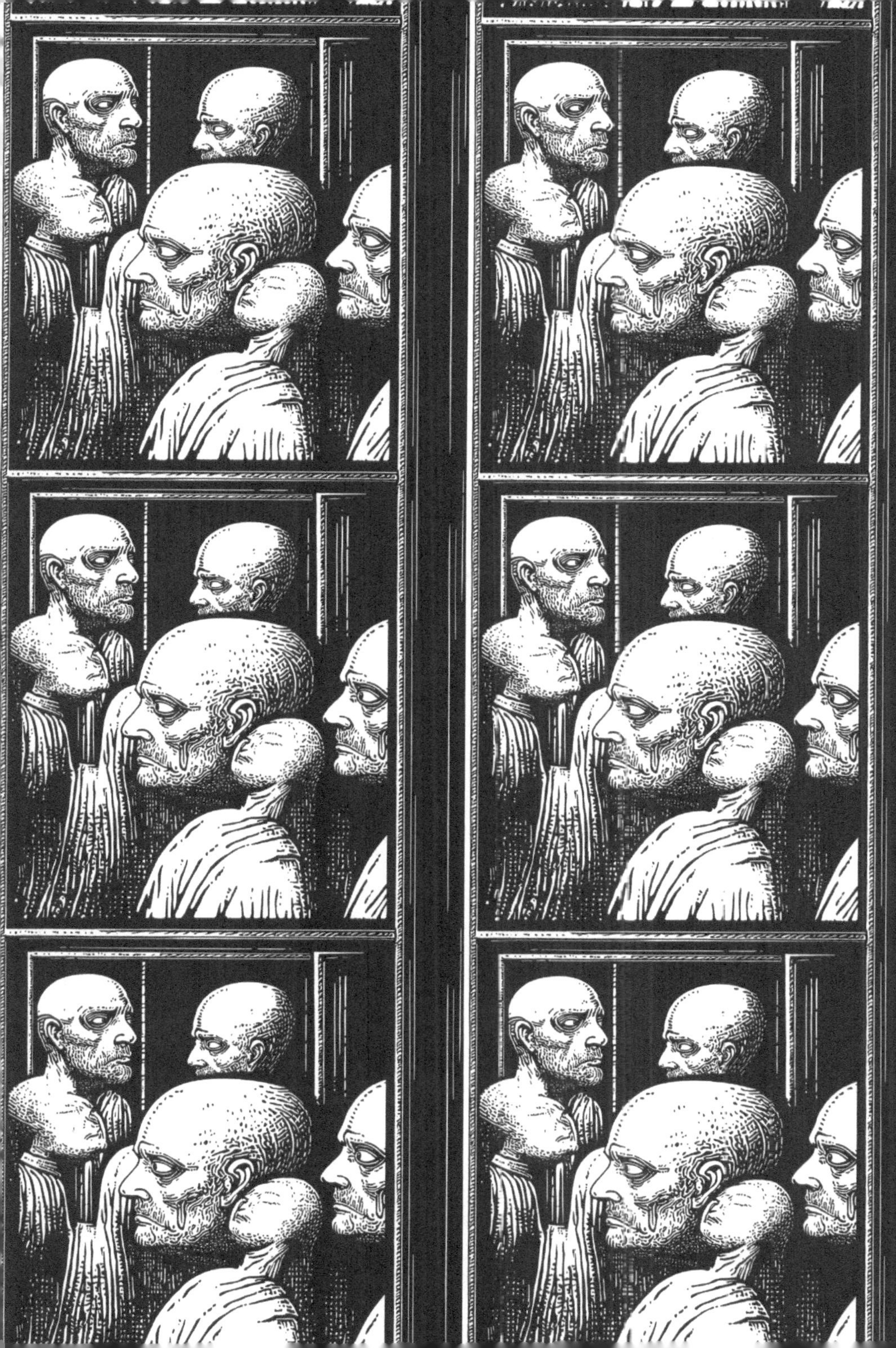

Impressum

Saage Media GmbH
c/o SpinLab – The HHL Accelerator
Spinnereistraße 7
04179 Leipzig, Germany
E-Mail: contact@SaageMedia.com
Web: www.SaageMedia.com
Commercial Register: Local Court Leipzig, HRB 42755 (Handelsregister: Amtsgericht Leipzig, HRB 42755)
Managing Director: Rico Saage (Geschäftsführer)
VAT ID Number: DE369527893 (USt-IdNr.)

Publisher: Saage Media GmbH
Veröffentlichung: 02.2025
Umschlagsgestaltung: Saage Media GmbH
ISBN-Softcover (de): 978-3-384-51020-4
ISBN-Ebook (de): 978-3-384-51021-1

Rechtliches / Hinweise

Die in diesem Buch aufgeführten externen Links und Quellenverweise wurden zum Zeitpunkt der Buchveröffentlichung geprüft. Auf die aktuellen und zukünftigen Gestaltungen und Inhalte der verlinkten Seiten hat der Autor keinen Einfluss. Für illegale, fehlerhafte oder unvollständige Inhalte sowie für Schäden, die durch die Nutzung oder Nichtnutzung der Informationen entstehen, haftet allein der Anbieter der verlinkten Website, nicht derjenige, der über Links auf die jeweilige Veröffentlichung verweist. Alle verwendeten externen Quellen sind im Literaturverzeichnis aufgeführt. Trotz sorgfältiger inhaltlicher Kontrolle übernehmen wir keine Haftung für die Inhalte externer Quellen. Für den Inhalt der zitierten Quellen sind ausschließlich deren Betreiber verantwortlich. Bilder und Quellen Dritter sind als solche gekennzeichnet. Die Vervielfältigung, Bearbeitung, Verbreitung und jede Art der Verwertung außerhalb der Grenzen des Urheberrechtes bedürfen der schriftlichen Zustimmung des jeweiligen Autors bzw. Erstellers.
Die Daten in den Diagrammen, die nicht explizit mit einer Quelle gekennzeichnet sind, basieren nicht auf Studien, sondern sind unverbindliche Annahmen zur besseren Visualisierung.
Dieses Buch wurde unter Verwendung von Künstlicher Intelligenz (KI) und anderen Tools erstellt. Unter anderem wurden Tools für die Recherche, das Schreiben/Lektorieren und die Generierung der dekorativen Illustrationen eingesetzt. Trotz Kontrolle können Fehler nicht vollständig ausgeschlossen werden. Wir möchten betonen, dass der Einsatz von KI als unterstützendes Werkzeug dient, um unseren Lesern ein qualitativ hochwertiges und inspirierendes Leseerlebnis zu bieten.

Die in diesem Buch enthaltenen Quellenverweise und Zitate wurden sorgfältig recherchiert und sinngemäß wiedergegeben. Die Interpretation und Darstellung der zitierten Inhalte spiegelt die Auffassung des Autors wider und muss nicht zwangsläufig mit der Intention oder Meinung der ursprünglichen Autoren übereinstimmen. Bei sinngemäßen Zitaten wurden die Kernaussagen der Originalquellen nach bestem Wissen und Gewissen in den Kontext dieses Werkes eingebettet, können jedoch durch die Übertragung und Vereinfachung von den ursprünglichen Formulierungen und Bedeutungsnuancen abweichen. Alle verwendeten Quellen sind im Literaturverzeichnis vollständig aufgeführt und können dort im Original nachgelesen werden. Die Verantwortung für die Interpretation und kontextuelle Einbettung der zitierten Inhalte liegt beim Autor dieses Buches. Bei wissenschaftlichen Fragestellungen und Detailinformationen wird empfohlen, die Originalquellen zu konsultieren. Der Autor hat sich bemüht, komplexe wissenschaftliche Sachverhalte allgemeinverständlich darzustellen. Dabei können Vereinfachungen und Verallgemeinerungen nicht ausgeschlossen werden. Für die fachliche Richtigkeit und Vollständigkeit der vereinfachten Darstellungen kann keine Gewähr übernommen werden. Die sinngemäße Wiedergabe von Zitaten und wissenschaftlichen Erkenntnissen erfolgt gewissenhaft unter Beachtung des Zitatrechts gemäß § 51 UrhG sowie aller relevanten urheberrechtlichen Bestimmungen anderer Länder. Bei der Vereinfachung, Übertragung und gegebenenfalls Übersetzung wissenschaftlicher Inhalte in eine allgemeinverständliche Sprache können Bedeutungsnuancen und fachliche Details verloren gehen. Der Autor erhebt keinen Anspruch auf die Rechte der zitierten Werke und respektiert sämtliche Urheberrechte der Originalautoren. Sollte eine unerlaubte Nutzung festgestellt werden, bittet der Autor um Mitteilung, um entsprechende Maßnahmen zu ergreifen. Für akademische Zwecke und bei der Verwendung als wissenschaftliche Referenz wird ausdrücklich empfohlen, auf die Originalquellen zurückzugreifen. Die vereinfachte Darstellung dient ausschließlich der populärwissenschaftlichen Information.

Dieses Buch befasst sich mit dem sensiblen Thema der narzisstischen Persönlichkeitsstörung und toxischen Beziehungsmustern. Die enthaltenen Informationen basieren auf sorgfältiger Recherche und aktuellen wissenschaftlichen Erkenntnissen zum Zeitpunkt der Drucklegung, können jedoch keinen Anspruch auf Vollständigkeit erheben. Die beschriebenen Verhaltensweisen, Strategien und Muster dienen ausschließlich der Information und dem besseren Verständnis. Eine eigenständige Diagnose der narzisstischen Persönlichkeitsstörung bei sich selbst oder anderen Personen ist nicht möglich und wird ausdrücklich nicht empfohlen. Dieses Buch ersetzt keine professionelle psychologische oder psychotherapeutische Beratung oder Behandlung. Bei Verdacht auf eine narzisstische Persönlichkeitsstörung oder bei psychischen Belastungen durch toxische Beziehungen wird dringend empfohlen, professionelle Hilfe durch qualifizierte Therapeuten, Psychologen oder Ärzte in Anspruch zu nehmen. Für mögliche negative Folgen, die sich aus der Anwendung der beschriebenen Strategien und Handlungsempfehlungen ergeben könnten, wird keine Haftung übernommen. Jede Situation ist individuell zu betrachten und erfordert möglicherweise professionelle Einschätzung. Alle im Buch verwendeten Fallbeispiele wurden anonymisiert und teilweise verfremdet, um die Persönlichkeitsrechte der Betroffenen zu schützen. Ähnlichkeiten mit realen Personen sind zufällig und nicht beabsichtigt. Die verwendeten Fachbegriffe und diagnostischen Kriterien basieren auf aktuellen wissenschaftlichen Standards und Klassifikationssystemen. Detaillierte Quellenangaben finden sich im Literaturverzeichnis am Ende des Buches.

Bendis Saage

Narzisstische Persönlichkeitsstörung: Narzissmus und toxische Beziehungsmuster erkennen

Wie Sie Narzissten enttarnen, den Umgang mit Narzissten lernen und manipulative Strategien in Familie und Partnerschaft durchschauen

50 Quellen
40 Diagramme
7 Bilder
7 Illustrationen

Liebe Leserinnen, liebe Leser,

von Herzen danken wir Ihnen, dass Sie sich für dieses Buch entschieden haben. Mit Ihrer Wahl haben Sie uns nicht nur Ihr Vertrauen geschenkt, sondern auch einen Teil Ihrer wertvollen Zeit. Das wissen wir sehr zu schätzen.

Narzisstische Beziehungsmuster prägen das Leben vieler Menschen - oft ohne dass sie es bemerken. Wie erkennt man die subtilen Anzeichen narzisstischen Verhaltens? Welche manipulativen Strategien nutzen Narzissten in Partnerschaften und Familien? Dieses Fachbuch bietet fundierte Einblicke in die Dynamiken narzisstischer Beziehungen und deren Auswirkungen auf Betroffene. Anhand aktueller psychologischer Erkenntnisse und praxisnaher Beispiele vermittelt das Werk effektive Methoden, um toxische Verhaltensmuster zu durchschauen und gesunde Grenzen zu setzen. Von der Identifikation narzisstischer Persönlichkeitsmerkmale bis hin zu konkreten Bewältigungsstrategien - hier finden Betroffene und Interessierte wissenschaftlich fundierte Orientierung. Dieses Buch unterstützt Sie dabei, manipulative Dynamiken zu erkennen und konstruktive Handlungsoptionen zu entwickeln. Nehmen Sie Ihr psychisches Wohlbefinden in die eigene Hand - mit fundierten Erkenntnissen und praktischen Strategien für den Umgang mit narzisstischen Persönlichkeiten.

Dieser Ratgeber bietet Ihnen verständlich aufbereitete und praxisnahe Informationen zu einem komplexen Thema. Dank selbst entwickelter digitaler Tools, die auch neuronale Netze nutzen, konnten wir umfangreiche Recherchen durchführen. Die Inhalte wurden optimal strukturiert und bis zur finalen Fassung ausgestaltet, um Ihnen einen fundierten und leicht zugänglichen Überblick zu ermöglichen. Das Ergebnis: Sie erhalten einen umfassenden Einblick und profitieren von klaren Erklärungen und anschaulichen Beispielen. Auch die visuelle Gestaltung wurde durch diese fortschrittliche Methode optimiert, damit Sie die Informationen schnell erfassen und nutzen können.

Wir bemühen uns um höchste Genauigkeit, sind aber für jeden Hinweis auf mögliche Fehler dankbar. Besuchen Sie unsere Website, um die aktuellsten Korrekturen und Ergänzungen zu diesem Buch zu finden. Diese werden auch in zukünftigen Auflagen berücksichtigt.

Wir hoffen, Sie haben viel Freude beim Lesen und entdecken Neues! Sollten Sie Anregungen, Kritik oder Fragen haben, freuen wir uns über Ihre Rückmeldung. Nur durch den aktiven Austausch mit Ihnen, den Lesern, können zukünftige Auflagen und Werke noch besser werden. Bleiben Sie neugierig!

Bendis Saage

Saage Media GmbH - Team

- www.SaageBooks.com/de
- support@saagemedia.com
- Spinnereistraße 7 - c/o SpinLab – The HHL Accelerator, 04179 Leipzig, Germany

Schnell zum Wissen

Für ein optimales Leseerlebnis möchten wir Sie mit den wichtigsten Merkmalen dieses Buches vertraut machen:

- **Modularer Aufbau:** Jedes Kapitel ist in sich abgeschlossen und kann unabhängig von den anderen gelesen werden.
- **Fundierte Recherche:** Alle Kapitel basieren auf gründlicher Recherche und sind mit wissenschaftlichen Quellenangaben belegt. Die in den Diagrammen dargestellten Daten dienen der besseren Visualisierung und beruhen auf Annahmen, nicht auf den in den Quellen angegebenen Daten. Eine umfassende Liste der Quellen und Bildnachweise befindet sich im Anhang.
- **Verständliche Terminologie:** Unterstrichene Fachbegriffe werden im Glossar erläutert.
- **Kapitelzusammenfassungen:** Am Ende jedes Kapitels finden Sie prägnante Zusammenfassungen, die Ihnen einen Überblick über die wichtigsten Punkte geben.
- **Konkrete Handlungsempfehlungen:** Jedes Subkapitel schließt mit einer Liste konkreter Ratschläge ab, die Ihnen helfen sollen, das Gelernte in die Praxis umzusetzen.

Zusätzliche Bonus-Materialien auf unserer Website

Auf unserer Website planen wir Ihnen folgende exklusive Materialien zur Verfügung zu stellen:

- Bonusinhalte und zusätzliche Kapitel
- Eine kompakte Gesamtzusammenfassung
- Eine Hörspiel Version. (In Planung)

Die Website befindet sich derzeit noch im Aufbau.

www.SaageBooks.com/de/
narzisstische_persoenlichkeitsstoerung-bonus-KGUDT1

Inhaltsverzeichnis

- 2. Narzissmus in Familienbeziehungen
    - 2. 1 Narzisstische Elternteile
        - Väterliche Verhaltensmuster
        - Transgenerationale Übertragung
    - 2. 2 Auswirkungen auf Kinder
        - Emotionale Entwicklung
        - Bindungsstörungen
        - Bewältigungsstrategien
    - 2. 3 Familiäre Dynamiken
        - Rollenmuster
        - Machthierarchien
        - Kommunikationsblockaden

- 4. Beziehungsdynamiken
  - 4. 1 Partnerschaftsmuster
    - Kontrollverhalten
    - Machtgefälle
  - 4. 2 Beziehungsgestaltung
    - Grenzsetzung
    - Kommunikationsstrategien
    - Selbstbehauptung
  - 4. 3 Konfliktbewältigung
    - Deeskalationstechniken
    - Schutzmechanismen
    - Lösungsansätze

1. Erscheinungsformen der Störung

Wie erkennt man Menschen mit narzisstischen Zügen im Alltag? Hinter der schillernden Fassade von Selbstbewusstsein und Erfolg verbergen sich oft komplexe Verhaltensmuster, die das Umfeld systematisch beeinflussen. Die Störung zeigt sich dabei in verschiedenen Lebensbereichen - von intimen Beziehungen bis zur beruflichen Karriere. Während manche Betroffene durch übertriebene Grandiosität auffallen, agieren andere subtil und für Außenstehende zunächst kaum wahrnehmbar. Die folgenden Seiten beleuchten die unterschiedlichen Gesichter des Narzissmus und deren Auswirkungen auf zwischenmenschliche Dynamiken.

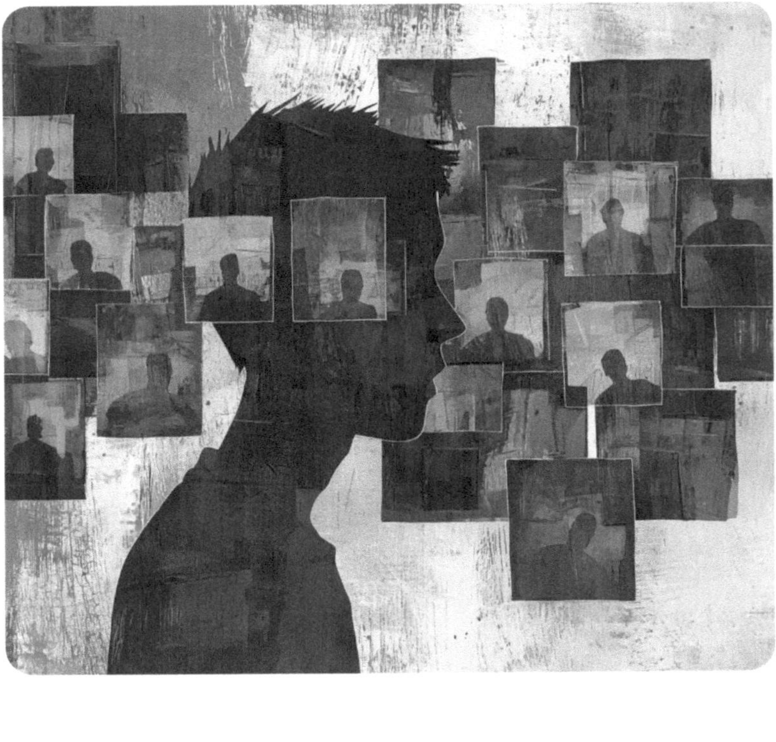

1. 1 Ausprägungen des Narzissmus

Narzissmus zeigt sich in verschiedenen Ausprägungen, die das Erkennen und Verstehen der Störung erschweren. Von subtiler Überempfindlichkeit bis hin zu offenkundig bösartigen Verhaltensweisen prägen narzisstische Muster den Alltag und die Beziehungen Betroffener. Die Folgen reichen von gestörten zwischenmenschlichen Interaktionen bis zu schwerwiegenden Konflikten. Dieses Kapitel beleuchtet die vielfältigen Erscheinungsformen des Narzissmus, um ein differenziertes Verständnis dieser komplexen Persönlichkeitsstörung zu ermöglichen. Lesen Sie weiter und gewinnen Sie wertvolle Einblicke in die Welt des Narzissmus.

Verdeckter Narzissmus ist durch ein paradoxes Muster geprägt: ein starkes Bedürfnis nach Bestätigung bei gleichzeitiger Angst vor Ablehnung, was zu einem ständigen Schwanken zwischen Nähe und Distanz führt.

Verdeckter Narzissmus im Alltag

Verdeckter Narzissmus prägt den Alltag Betroffener durch spezifische Verhaltensmuster, die oft subtil und schwer zu erkennen sind. Ein zentrales Merkmal ist die übermäßige Sensibilität gegenüber Bewertungen anderer, gepaart mit einem starken Anspruch auf besondere Behandlung [s1]. Diese Kombination führt zu Schwierigkeiten in zwischenmenschlichen Beziehungen. Die Betroffenen reagieren oft überempfindlich auf Kritik oder Zurückweisung und interpretieren neutrale Interaktionen als persönliche Angriffe. Ein scheinbar harmloser Kommentar eines Kollegen zur Arbeitsweise kann beispielsweise als massive Kränkung empfunden werden und zu Rückzug oder aggressivem Verhalten führen. Diese Überempfindlichkeit resultiert aus einer ängstlichen Bindungsstruktur, die mit verdecktem Narzissmus assoziiert wird [s1]. Das Bedürfnis nach Bestätigung und Anerkennung ist stark ausgeprägt, gleichzeitig besteht aber eine große Angst vor Ablehnung. Im Alltag äußert sich dies in einem ständigen Schwanken zwischen dem Wunsch nach Nähe und der Furcht vor Verletzung. Betroffene idealisieren andere Menschen zunächst oft übermäßig, um ihre Bedürfnisse nach Anerkennung zu befriedigen. Enttäuscht diese Person die überzogenen Erwartungen, kommt es zu einer abrupten Abwertung [s2]. Dieses Wechselbad der Gefühle belastet Beziehungen enorm und führt häufig zu Konflikten. Ein weiterer Aspekt des verdeckten Narzissmus im Alltag ist die Schwierigkeit, mit emotionalem Stress umzugehen [s2]. Schon kleine Herausforderungen können zu übermäßigen Reaktionen führen. Die emotionale Dysregulation [s1] äußert sich in impulsivem Verhalten, Wutausbrüchen oder Rückzug. Diese Reaktionen stehen oft in keinem Verhältnis zum auslösenden Ereignis und wirken auf Außenstehende unverständlich. Gleichzeitig fällt es Betroffenen schwer, Hilfe anzunehmen [s2]. Obwohl sie Unterstützung benötigen, zeigen sie oft selbstsabotierende Verhaltensweisen und lehnen angebotene Hilfe ab. Dies kann dazu führen, dass sie sich in ihren Problemen verstricken und Schwierigkeiten haben, positive Veränderungen in ihrem Leben herbeizuführen. Die Ablehnung von Hilfe kann als Schutzmechanismus verstanden werden, um die eigene Verletzlichkeit nicht offenbaren zu müssen. Die Nutzung von sozialen Netzwerken kann den verdeckten Narzissmus verstärken [s3]. Die Möglichkeit, sich online selbst darzustellen und Bestätigung durch Likes und Kommentare zu erhalten, bedient das Bedürfnis nach Anerkennung. Gleichzeitig verstärkt die ständige Konfrontation mit den scheinbar perfekten Leben anderer die eigene Unsicherheit und den Anspruch auf besondere Behandlung. Der Fokus auf die eigene Person und die übermäßige Empfindlichkeit gegenüber den Bewertungen anderer [s1] werden durch die Dynamik sozialer Medien zusätzlich verstärkt. Dies kann zu einer Verschärfung der Symptome und einer weiteren Belastung der zwischenmenschlichen Beziehungen im realen Leben führen.

Gut zu wissen

Ängstliche Bindungsstruktur

Ein Bindungsstil, der durch ein starkes Bedürfnis nach Nähe und gleichzeitig die Angst vor Ablehnung gekennzeichnet ist. Personen mit ängstlicher Bindungsstruktur neigen dazu, Beziehungen zu idealisieren und schnell verletzt zu sein, wenn ihre Erwartungen nicht erfüllt werden.

Emotionale Dysregulation

Die Schwierigkeit, Emotionen zu regulieren und zu kontrollieren. Dies kann zu starken Stimmungsschwankungen, Impulsivität und unangemessenem Verhalten führen. Betroffene haben Schwierigkeiten, mit emotionalem Stress umzugehen und reagieren oft übermäßig auf scheinbar kleine Herausforderungen.

Selbstsabotierende Verhaltensweisen

Handlungen, die unbewusst den eigenen Erfolg oder das eigene Wohlbefinden sabotieren. Dies kann sich in der Ablehnung von Hilfe, Prokrastination oder der Aufrechterhaltung ungesunder Beziehungen äußern und dient oft als Schutzmechanismus, um die eigene Verletzlichkeit nicht offenbaren zu müssen.

Verdeckter Narzissmus - Ausprägungen

Häufigkeit narzisstischer Verhaltensweisen

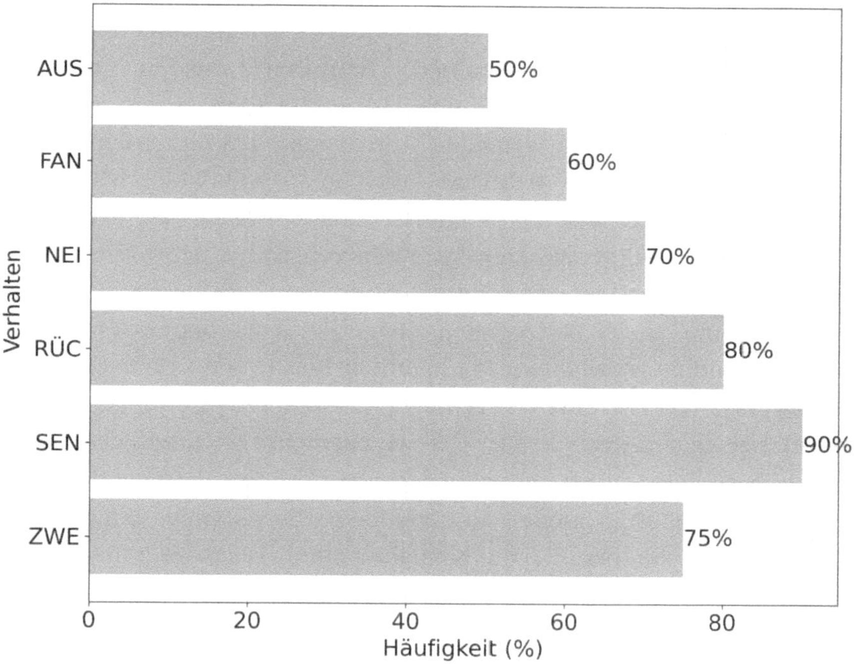

AUS: Ausnutzen von anderen
FAN: Fantasien über Erfolg
NEI: Neid auf andere
RÜC: Rückzug bei Misserfolg
SEN: Sensibilität auf Kritik
ZWE: Selbstzweifel (verdeckt)

Das Diagramm visualisiert die relative Häufigkeit verschiedener Verhaltensweisen, die mit verdecktem Narzissmus assoziiert werden. Die längste Leiste zeigt das am häufigsten auftretende Verhalten, während die kürzeste Leiste das seltenste Verhalten darstellt. Die Abstufungen verdeutlichen die Unterschiede in der Häufigkeit der jeweiligen Verhaltensweisen.

Pathologische Verhaltensmuster

Pathologische Verhaltensmuster bei Narzissmus zeigen sich in verschiedenen Facetten, die über die im vorherigen Abschnitt beschriebene Überempfindlichkeit und die Schwierigkeiten in Beziehungen hinausgehen. Ein prägnantes Merkmal ist die Diskrepanz zwischen Selbstwahrnehmung und Realität. Betroffene neigen zu einer überhöhten Einschätzung der eigenen Fähigkeiten, Leistungen und Wichtigkeit [s4]. Sie sprechen oft von überdurchschnittlichen Kompetenzen und übertreiben Erfolge, während Misserfolge externalisiert, also anderen Faktoren zugeschrieben werden. Diese Selbstüberschätzung kann sich in Prahlerei und einem übermäßigen Bedürfnis nach Bewunderung äußern [s5]. Sie verwenden eine Sprache, die Dominanz und Überlegenheit suggeriert [s4] und erwarten eine Sonderbehandlung, die ihrem vermeintlich hohen Status entspricht [s6]. Gleichzeitig besteht eine ausgeprägte Anspruchshaltung, gepaart mit der Bereitschaft, andere für die eigenen Ziele auszunutzen [s4]. Beziehungen werden oft instrumentalisiert, um den eigenen Selbstwert zu steigern oder Vorteile zu erlangen. So könnte ein Narzisst beispielsweise die beruflichen Kontakte eines Freundes nutzen, ohne diesem im Gegenzug etwas anzubieten. Ein weiteres pathologisches Verhaltensmuster ist der Neid auf die Erfolge anderer [s4], der oft mit Abwertung und Verleumdung einhergeht. Anstatt sich für andere zu freuen, werden deren Leistungen kleingeredet oder infrage gestellt. Diese destruktive Dynamik kann auch in Form von Arroganz und herablassendem Verhalten gegenüber anderen sichtbar werden [s4]. Die Meinungen und Gefühle anderer werden missachtet und Kritik wird als persönlicher Angriff gewertet [s5]. Dieses mangelnde Einfühlungsvermögen, die sogenannte Empathie, ist bei Narzissten häufig dysfunktional [s7]. Während sie die Emotionen anderer kognitiv erfassen können, fehlt ihnen die emotionale Resonanz und die Fähigkeit, angemessen darauf zu reagieren [s7]. Diese emotionale Kälte kann zu erheblichen Problemen in zwischenmenschlichen Beziehungen führen und bestehende Konflikte verschärfen [s7]. Die Empathiefähigkeit ist jedoch nicht grundsätzlich abwesend. Studien deuten darauf hin, dass Narzissten durchaus Empathie empfinden können, wenn sie die Situation kontrollieren oder wenn es ihren eigenen Interessen dient [s7]. Die Empathie wird also selektiv eingesetzt und dient primär der eigenen Bedürfnisbefriedigung.

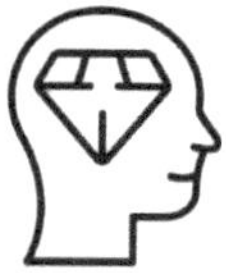

Gut zu wissen

Dysfunktional

Im Zusammenhang mit Narzissmus bedeutet dysfunktional, dass die Empathiefähigkeit, obwohl möglicherweise vorhanden, nicht angemessen oder zielführend eingesetzt wird. Sie kann selektiv aktiviert oder unterdrückt werden, je nachdem, ob sie dem Narzissten nützt.

Externalisieren

Externalisieren ist ein Abwehrmechanismus, bei dem Personen die Schuld für eigene Fehler, Schwächen oder Misserfolge anderen Personen oder äußeren Umständen zuschreiben. Narzissten nutzen dies, um ihr positives Selbstbild aufrechtzuerhalten und Kritik zu vermeiden.

Instrumentalisieren

Beziehungen werden von Narzissten oft als Mittel zum Zweck betrachtet. Sie nutzen andere Menschen aus, um ihre eigenen Ziele zu erreichen oder ihren Selbstwert zu steigern, ohne Rücksicht auf die Bedürfnisse oder Gefühle des anderen.

Verleumdung

Verleumdung ist die Verbreitung falscher und rufschädigender Behauptungen über eine Person. Narzissten greifen manchmal zu Verleumdung, um andere zu diskreditieren, insbesondere wenn sie deren Erfolg als Bedrohung empfinden.

Prävalenz narzisstischer Merkmale

Verteilung häufiger narzisstischer Merkmale.

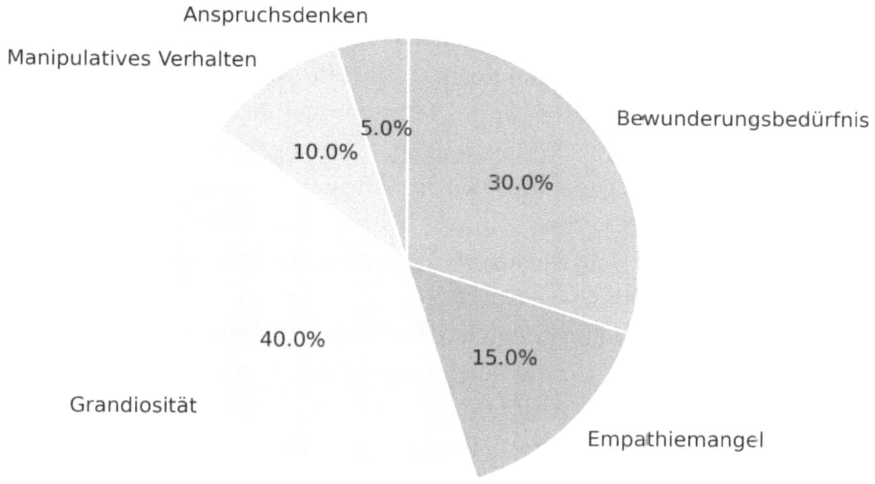

ADM: Bewunderungsbedürfnis
EMP: Empathiemangel
ENT: Anspruchsdenken
GRA: Grandiosität
MAN: Manipulatives Verhalten

Diese Grafik zeigt die relative Häufigkeit verschiedener narzisstischer Merkmale. Grandiosität, die sich oft als übersteigertes Selbstwertgefühl manifestiert, nimmt den größten Teil ein und deutet darauf hin, dass es sich um ein Kernmerkmal handelt. Das Bedürfnis nach Bewunderung verstärkt diese Grandiosität und weist auf eine starke Abhängigkeit von externer Validierung hin. Empathiemangel stellt zwar einen kleineren Anteil dar, ist aber dennoch ein wichtiger Indikator für die Störung. Manipulatives Verhalten und Anspruchsdenken tragen, obwohl in geringerem Maße vorhanden, zur allgemeinen dysfunktionalen interpersonellen Dynamik bei, die mit Narzissmus verbunden ist. Diese Verteilung unterstreicht die vielschichtige Natur der Störung und das Zusammenspiel dieser Merkmale.

Bösartige Manifestationen

Bösartige Manifestationen der narzisstischen Persönlichkeitsstörung zeichnen sich durch eine Kombination von grandiosen und verletzlichen Zügen aus, die zu besonders destruktiven Verhaltensweisen führen können [s8]. Grandiosität äußert sich in übertriebenen Ansprüchen, einem übersteigerten Selbstwertgefühl und dem Bedürfnis nach Bewunderung. Verletzlichkeit hingegen zeigt sich in Überempfindlichkeit gegenüber Kritik, Ängsten vor Zurückweisung und einer latenten Unsicherheit. Diese beiden scheinbar gegensätzlichen Aspekte verstärken sich wechselseitig und erschweren den Umgang mit Betroffenen. Ein grandioser Narzisst mag beispielsweise die Leistungen anderer systematisch abwerten, um das eigene fragile Selbstwertgefühl zu stabilisieren und die eigene Überlegenheit zu inszenieren. Ein Kernproblem bösartiger Ausprägungen ist die dysfunktionale Empathie [s9] [s10]. Diese begrenzte Fähigkeit, die Gefühle und Bedürfnisse anderer zu verstehen und angemessen darauf zu reagieren, manifestiert sich nicht zwangsläufig als völlige Empathielosigkeit. Vielmehr können Narzissten Empathie strategisch einsetzen, etwa um andere zu manipulieren oder ihre eigenen Ziele zu erreichen [s9]. In Situationen, die keine unmittelbaren Vorteile versprechen oder die eigene grandiose Selbstwahrnehmung bedrohen, wird die Empathie jedoch unterdrückt. Dies kann zu rücksichtslosem und verletzendem Verhalten führen, da die Konsequenzen für andere nicht emotional erfasst werden. So könnte ein Narzisst die Notlage eines Kollegen ignorieren oder gar ausnutzen, wenn er darin eine Chance sieht, sich selbst zu profilieren. Die interpersonellen Beziehungen von Menschen mit bösartigen narzisstischen Zügen sind oft durch Dominanz, Rachsucht und Grenzüberschreitungen geprägt [s8]. Sie neigen dazu, andere zu kontrollieren und zu instrumentalisieren, um ihre eigenen Bedürfnisse zu befriedigen. Wahrgenommene Kränkungen werden oft mit unverhältnismäßiger Härte vergolten. Diese Dynamik führt zu Konflikten und Instabilität in Beziehungen, sowohl im privaten als auch im beruflichen Kontext. Die Kombination aus grandiosem Selbstbild, verletzlicher Unsicherheit und eingeschränkter Empathiefähigkeit macht bösartige Manifestationen des Narzissmus zu einer besonders schwierigen Form der Störung, die sowohl für die Betroffenen selbst als auch für ihr Umfeld belastend ist. Der Umgang mit solchen Personen erfordert klare Grenzen und ein Bewusstsein für die zugrunde liegenden Mechanismen.

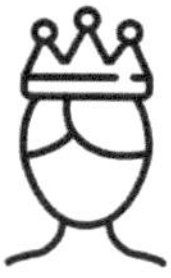

Gut zu wissen

Bösartige Manifestationen

Eine besonders schwere Form der narzisstischen Persönlichkeitsstörung, die durch eine Kombination von Grandiosität, Verletzlichkeit, mangelnder Empathie und antisozialen Verhaltensweisen gekennzeichnet ist. Betroffene können manipulativ, ausbeuterisch und sogar gewalttätig sein.

Dysfunktionale Empathie

Die Fähigkeit, Empathie zu empfinden, ist bei Narzissten nicht vollständig abwesend, sondern eingeschränkt und situationsabhängig. Sie können Empathie zeigen, wenn es ihnen nützt, z. B. um andere zu manipulieren. In Situationen, die ihr Selbstwertgefühl bedrohen, fehlt ihnen jedoch das Einfühlungsvermögen für die Gefühle und Bedürfnisse anderer.

Grenzüberschreitungen

Narzissten respektieren die Grenzen anderer oft nicht. Sie können in Beziehungen übergriffig sein, sowohl emotional als auch physisch. Sie neigen dazu, die Privatsphäre anderer zu verletzen und ihre Bedürfnisse zu ignorieren.

Verletzlichkeit

Hinter der grandiosen Fassade verbirgt sich eine große Empfindlichkeit gegenüber Kritik und Zurückweisung. Narzissten reagieren oft mit Wut, Scham oder Verachtung auf Kritik, selbst wenn diese konstruktiv gemeint ist. Sie haben ein tiefes Bedürfnis nach Bestätigung und Anerkennung, um ihr fragiles Selbstwertgefühl zu stabilisieren.

Manifestationen des Malignen Narzissmus

Schweregrad narzisstischer Merkmale

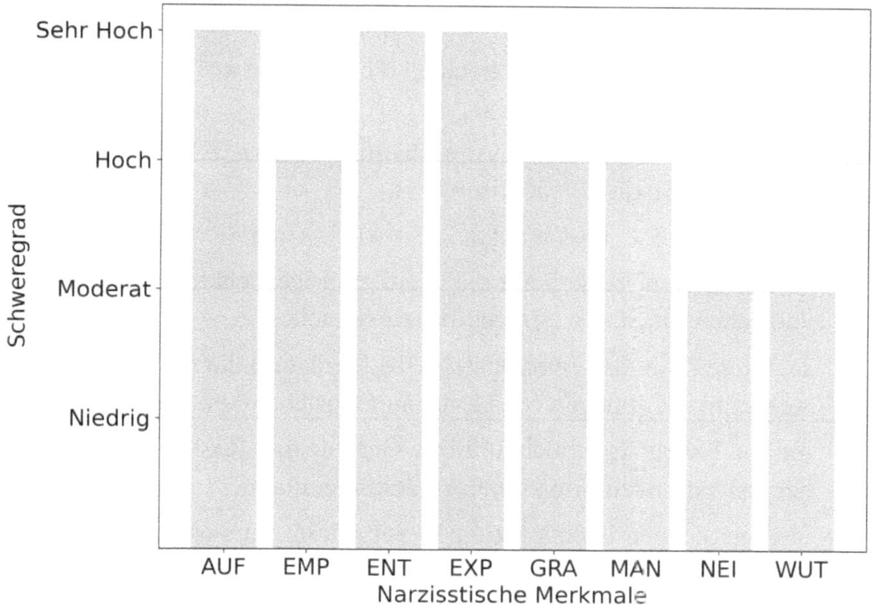

AUF: Aufmerksamkeitssuche

EMP: Mangel an Empathie

ENT: Anspruchsdenken

EXP: Ausbeutung

GRA: Grandiosität

MAN: Manipulation

NEI: Neid

WUT: Wut

Diese Grafik veranschaulicht den unterschiedlichen Schweregrad häufiger narzisstischer Merkmale. Ein höherer Wert zeigt eine stärkere Ausprägung des Merkmals an. Während alle Menschen diese Merkmale in gewissem Maße zeigen können, können deutlich erhöhte Werte, insbesondere bei Ausbeutung, Anspruchsdenken und Missachtung anderer, auf ein problematischeres Muster hinweisen. Die Kombination hoher Werte bei mehreren Merkmalen rechtfertigt weitere Untersuchungen und möglicherweise eine professionelle Beurteilung.

Konkrete Ratschläge

- Reflektieren Sie Ihre Reaktionen auf Kritik und identifizieren Sie wiederkehrende Muster.
- Üben Sie, Kritik anzunehmen, ohne diese sofort persönlich zu nehmen.
- Stellen Sie sich vor, Sie betrachten die Situation aus der Perspektive eines neutralen Beobachters.
- Hinterfragen Sie Ihre Erwartungshaltung an andere Menschen und prüfen Sie, ob diese realistisch sind.
- Akzeptieren Sie, dass niemand perfekt ist, auch Sie selbst nicht.
- Konzentrieren Sie sich auf die positiven Eigenschaften anderer und versuchen Sie, deren Perspektive zu verstehen.
- Trainieren Sie Ihre emotionale Selbstregulation durch Achtsamkeitsübungen oder Entspannungstechniken wie Yoga.
- Führen Sie ein Tagebuch, um Ihre Gefühle und Reaktionen in herausfordernden Situationen zu dokumentieren.
- Suchen Sie sich Unterstützung in Selbsthilfegruppen oder durch professionelle Beratung.
- Setzen Sie sich bewusst mit Ihren Stärken und Schwächen auseinander und entwickeln Sie ein realistisches Selbstbild.
- Reflektieren Sie Ihren Umgang mit sozialen Netzwerken und reduzieren Sie gegebenenfalls Ihre Nutzung.
- Konzentrieren Sie sich auf reale soziale Kontakte und pflegen Sie diese aktiv.
- Lernen Sie, Ihre Bedürfnisse klar und respektvoll zu kommunizieren, ohne andere zu manipulieren.

1. 2 Manipulative Strategien

Manipulative Strategien sind fester Bestandteil der narzisstischen Persönlichkeitsstörung. Narzissten setzen diese ein, um ihre Bedürfnisse nach Bewunderung und Kontrolle zu befriedigen, oftmals unter dem Deckmantel von Kompetenz und Erfolg. Dieses Verhalten führt zu dysfunktionalen Beziehungen und beeinträchtigt sowohl das private als auch das berufliche Umfeld. Der gezielte Einsatz von Statussymbolen, die Übertreibung eigener Leistungen und die selektive Wahl sozialer Situationen dienen der Aufrechterhaltung eines grandiosen Selbstbildes. Verstehen Sie die Mechanismen der Manipulation, um sich selbst und andere zu schützen.

Narzissten nutzen Machtpositionen nicht zum Wohle anderer, sondern zur Befriedigung ihres eigenen Bedürfnisses nach Kontrolle und Bestätigung ihrer Grandiosität.

Psychologische Kontrolltechniken

Psychologische Kontrolltechniken dienen Narzissten dazu, ihre Bedürfnisse nach Bewunderung und Kontrolle zu befriedigen. Sie nutzen subtil Strategien, um andere zu manipulieren und ihre eigene überhöhte Selbstwahrnehmung aufrechtzuerhalten. Ein Aspekt ist die selektive Auswahl sozialer Situationen. Narzissten bevorzugen Umfelder, in denen sie ihren Status erhöhen und Bewunderung erhalten können [s11]. Sie suchen gezielt nach Gelegenheiten zur Selbstpromotion und meiden Situationen, die ihr Selbstbild gefährden könnten. Etwa ein berufliches Umfeld, in dem sie ihre vermeintliche Überlegenheit demonstrieren können. Ein weiterer Kontrollmechanismus ist die Übertreibung eigener Fähigkeiten und Leistungen [s11]. Durch die Darstellung eines grandiosen Selbstbildes versuchen sie, andere zu beeindrucken und ihre Position zu festigen. Gleichzeitig sind sie sehr auf Statussymbole und Hierarchien fixiert [s11]. Sie bewerten andere anhand ihres Status und versuchen, sich über sie zu stellen. Dieses Streben nach Status kann in unangemessenen Kontexten, etwa im privaten Umfeld, zu Konflikten führen. Die narzisstische Persönlichkeitsstörung manifestiert sich auch im Umgang mit Kritik und Grenzen. So reagieren Betroffene oft mit Abwehrmechanismen wie der Abwertung anderer, wenn ihr Selbstbild bedroht wird [s12]. Sie können zwischen Idealisierung und Abwertung von Personen schwanken, je nachdem, ob diese ihre Bedürfnisse erfüllen [s12]. Die Einhaltung von Regeln und Grenzen fällt ihnen schwer [s12], was zu Problemen in Beziehungen und im beruflichen Kontext führen kann. Ihre geringe Frustrationstoleranz führt oft zu emotionalen Ausbrüchen [s12]. Diese extremen Stimmungsschwankungen erschweren den Aufbau stabiler Beziehungen. Die mangelnde Bereitschaft, Verantwortung für ihr Handeln zu übernehmen und die Schuld bei anderen zu suchen, verstärkt diese Problematik. Ein weiteres Merkmal ist die Ambivalenz gegenüber Veränderungen [s12]. Narzissten haben Schwierigkeiten, aus Fehlern zu lernen und ihr Verhalten anzupassen.

Sie lehnen oft Hilfe ab und sabotieren Therapieversuche [s12]. Ihre kognitiven Verzerrungen, wie das Schwarz-Weiß-Denken [s12], verhindern eine realistische Selbsteinschätzung. Diese verzerrte Wahrnehmung führt zu unrealistischen Erwartungen und einem ständigen Gefühl der Unzufriedenheit. Die übermäßige Inanspruchnahme von Aufmerksamkeit und die Missachtung professioneller Grenzen [s12] stellen im therapeutischen Kontext eine besondere Belastung dar. Die Kombination dieser Verhaltensweisen erschwert die Behandlung der narzisstischen Persönlichkeitsstörung erheblich. Die Betroffenen verfangen sich in einem Kreislauf aus Selbsttäuschung und Manipulation, der sowohl für sie selbst als auch für ihr Umfeld negative Konsequenzen hat. Ein wichtiger Schritt zur Bewältigung dieser Problematik ist die Erkennung der manipulativen Strategien und die Entwicklung von gesunden Bewältigungsmechanismen.

Gut zu wissen

Abwehrmechanismen

Narzissten setzen Abwehrmechanismen ein, um ihr fragiles Selbstwertgefühl vor Kritik und Verletzungen zu schützen. Diese Mechanismen können von Verleugnung und Projektion bis hin zu aggressiven Reaktionen reichen und dienen dazu, die eigene fehlerhafte Selbstwahrnehmung aufrechtzuerhalten.

Frustrationstoleranz

Narzissten haben oft eine geringe Frustrationstoleranz. Sie reagieren unverhältnismäßig stark auf Widersprüche oder unerwartete Ereignisse, die nicht ihren Vorstellungen entsprechen. Dies kann zu Wutausbrüchen, aggressiven Verhaltensweisen oder emotionalen Zusammenbrüchen führen.

Kognitive Verzerrungen

Kognitive Verzerrungen sind Denkfehler, die die Wahrnehmung der Realität beeinflussen. Bei Narzissten führen diese Verzerrungen oft zu einer unrealistischen Selbsteinschätzung und der Unfähigkeit, eigene Fehler zu erkennen oder Kritik anzunehmen.

Stimmungsschwankungen

Narzissten können extreme Stimmungsschwankungen zwischen Euphorie und tiefer Verzweiflung erleben. Diese Schwankungen sind oft unvorhersehbar und hängen eng mit der Bestätigung oder dem Widerspruch ihres Selbstbildes durch andere zusammen.

Psychologische Kontrolltaktiken

Häufigkeit, Intensität und Auswirkung von manipulativen Strategien.

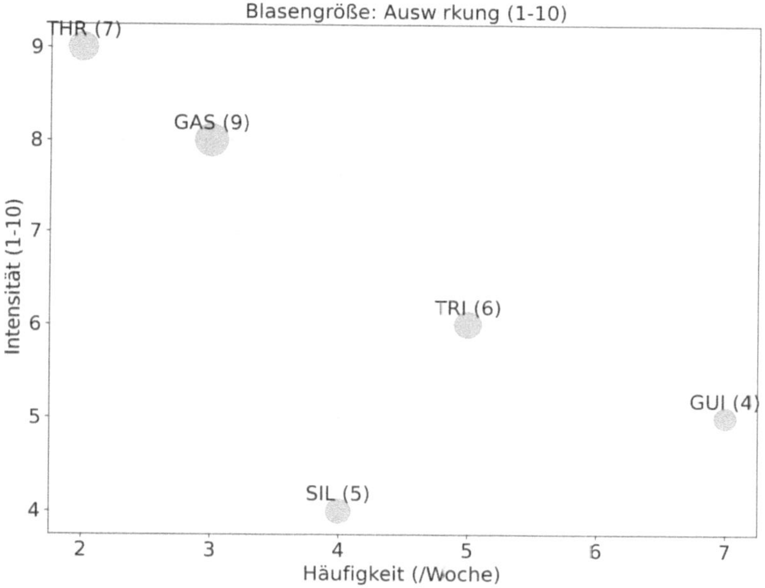

Blasengröße: Auswirkung (1-10)

GAS: Gaslighting

SIL: Schweigen als Strafe

TRI: Triangulation

GUI: Schuldgefühle erzeugen

THR: Drohungen/Einschüchterung

Das Blasendiagramm zeigt ein besorgniserregendes Muster der Manipulation. Gaslighting zeigt trotz geringerer Häufigkeit eine hohe Auswirkung, was auf seine heimtückische Natur hinweist. Triangulation tritt häufig mit mittlerer Intensität und Auswirkung auf, was auf ihre Rolle bei der Schaffung relationaler Instabilität hinweist. Während Schuldgefühle die häufigste Taktik sind, ist ihre Auswirkung weniger schwerwiegend als Gaslighting, möglicherweise weil Opfer mit der Zeit desensibilisiert werden. Diese Visualisierung hebt die zerstörerische Kombination von Häufigkeit und Auswirkung dieser Taktiken hervor und betont die Notwendigkeit von Bewusstsein und Intervention.

Machtausübung

Machtausübung ist ein zentraler Mechanismus in der Dynamik der narzisstischen Persönlichkeitsstörung. Um ihren überhöhten Selbstwert aufrechtzuerhalten und ihre Bedürfnisse zu befriedigen, setzen Narzissten verschiedene Strategien ein, um Kontrolle über andere zu gewinnen. Ähnlich wie "Unternehmenspsychopathen" [s13] streben sie oft Führungspositionen an, nicht um zum Wohle der Gruppe beizutragen, sondern um ihre Macht für persönliche Vorteile auszunutzen. Dabei können sie geschickt ihre wahren Absichten verschleiern und ein Bild von Kompetenz und Erfolg präsentieren [s13], wodurch ihre manipulative Natur oft unerkannt bleibt. So entsteht ein Ungleichgewicht in zwischenmenschlichen Beziehungen, in denen der Narzisst die dominante Rolle einnimmt und andere instrumentalisiert. Dieser Machtdynamik liegt oft ein Mangel an Empathie und Reue zugrunde [s13]. Druck und Einschüchterung dienen dazu, abweichende Meinungen zu unterdrücken und die Kontrolle zu festigen [s13], was langfristig zu negativen Konsequenzen für das gesamte Umfeld führen kann, sei es im beruflichen oder privaten Bereich. Die Ausübung von Macht beeinflusst nicht nur das Verhalten des Narzissten gegenüber anderen, sondern verändert auch seine eigene Wahrnehmung und sein Urteilsvermögen. Macht kann zu einer Verminderung von Empathie führen, wodurch die Gefühle anderer weniger beachtet werden [s14]. Gleichzeitig entsteht ein Gefühl der Berechtigung, das unethisches Verhalten begünstigt, ohne dass der Narzisst die Verletzung von Fairnessprinzipien erkennt [s14]. Dieses selbstgerechte Verhalten äußert sich oft in der Durchsetzung strenger moralischer Standards für andere, während die eigenen Handlungen diesen Standards nicht entsprechen [s14]. Die Fähigkeit zur Perspektivübernahme und Kooperation wird durch die Machtposition ebenfalls beeinträchtigt [s14], was die Zusammenarbeit und den Aufbau von stabilen Beziehungen erschwert. Die Informationsverarbeitung wird selektiv, fokussiert auf Informationen, die die eigene Machtposition bestätigen und bestehende

Vorurteile verstärken [s14]. Ein Narzisst in einer Machtposition neigt dazu, Personen in seinem Umfeld nach ihrem Status zu bewerten und sie je nach Nützlichkeit für die eigene grandiositaet zu idealisieren oder abzuwerten [s15]. Konkurrenz wird als Bedrohung empfunden und durch Herabsetzung des Konkurrenten bekämpft [s15], um den eigenen Status zu sichern. Dieses Verhalten kann zwar kurzfristig in statusorientierten Umgebungen Vorteile bringen, führt aber langfristig zu sozialer Isolation und dem Verlust von Ansehen [s15]. Wer beispielsweise im beruflichen Kontext ständig Kollegen herabsetzt, mag zwar kurzfristig die eigene Position stärken, verliert aber langfristig an Glaubwürdigkeit und Respekt.

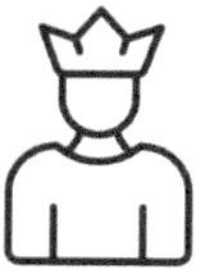

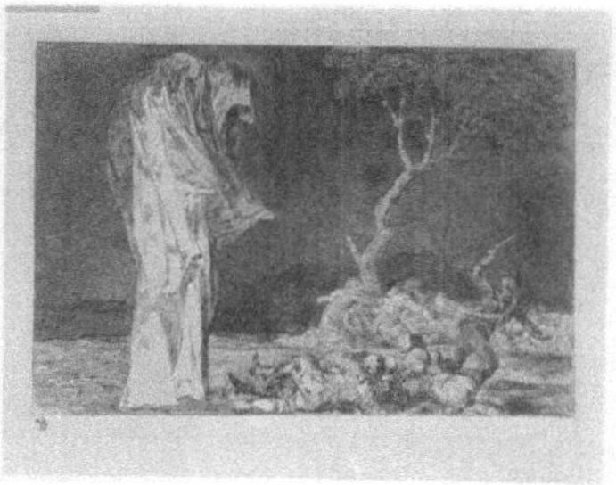

Einschüchterung [i1]

Gut zu wissen

Empathie

Narzissten haben oft Schwierigkeiten, Empathie zu empfinden, was es ihnen erleichtert, andere für ihre Zwecke zu manipulieren, ohne von Schuldgefühlen geplagt zu werden.

Fairnessprinzipien

Narzissten missachten Fairnessprinzipien, da sie sich selbst als über den Regeln stehend betrachten und ihre manipulative Taktiken rechtfertigen, indem sie die Bedürfnisse anderer abwerten.

Perspektivübernahme

Narzissten fällt es schwer, die Perspektive anderer einzunehmen, da ihre manipulative Strategien auf der Ausblendung der Bedürfnisse und Gefühle anderer beruhen.

Reue

Ein Mangel an Reue ermöglicht es Narzissten, manipulative Taktiken wiederholt anzuwenden, da sie die negativen Auswirkungen ihres Handelns auf andere nicht verinnerlichen.

Unternehmenspsychopathen

Dieser Begriff beschreibt Personen mit psychopathischen Zügen, die in der Geschäftswelt erfolgreich sind, indem sie manipulative Strategien einsetzen, um ihre Ziele zu erreichen. Sie nutzen Charme und Skrupellosigkeit, um andere zu kontrollieren und auszunutzen.

Korrelation: Kontrolle und Schaden in narzisstischen Beziehungen

Veranschaulicht die Korrelation zwischen den Kontrolltaktiken eines Narzissten und dem daraus resultierenden Schaden für das Opfer.

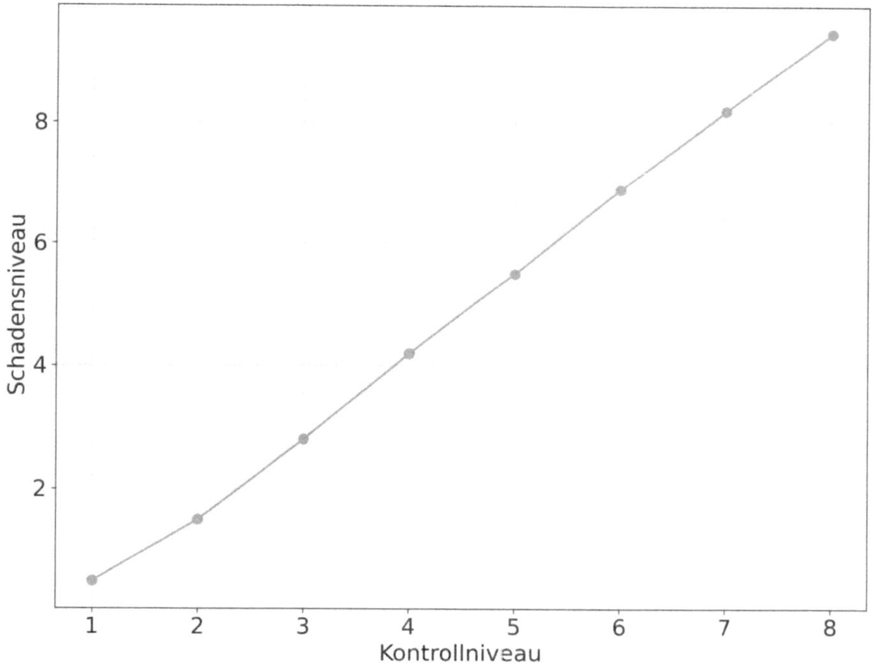

Diese Grafik zeigt eine positive Korrelation zwischen der Kontrollausübung des Narzissten und dem Schaden, den der Partner erfährt. Mit zunehmender Kontrolle steigt auch der Schaden. Dieser Schaden kann sich in verschiedenen Formen manifestieren, einschließlich emotionaler Belastung, psychologischer Schädigung und sogar körperlicher Auswirkungen. Die Grafik verdeutlicht die eskalierende Natur narzisstischen Missbrauchs und die Bedeutung der Erkennung des Zusammenhangs zwischen Kontrolle und Schaden.

Konkrete Ratschläge

- Verändern Sie Ihre innere Haltung zu Statussymbolen: Definieren Sie Ihren Selbstwert unabhängig von äußeren Zeichen.
- Üben Sie sich in Bescheidenheit: Teilen Sie Erfolge mit anderen und würdigen Sie deren Beiträge.
- Stellen Sie sich bewusst Situationen, die Ihr Selbstbild herausfordern, anstatt sie zu vermeiden: Besuchen Sie beispielsweise einen Workshop zu einem Thema, in dem Sie sich unsicher fühlen.
- Ersetzen Sie Übertreibungen durch präzise Sprache: Beschreiben Sie Ihre Leistungen sachlich und fokussieren Sie sich auf Fakten.
- Reagieren Sie auf Widerspruch mit Neugierde statt Abwehr: Fragen Sie nach der Perspektive Ihres Gegenübers und versuchen Sie, diese zu verstehen.
- Üben Sie sich im aktiven Zuhören: Schenken Sie Ihrem Gesprächspartner Ihre volle Aufmerksamkeit und versuchen Sie, seine Botschaft zu erfassen, ohne ihn zu unterbrechen.
- Bitten Sie eine vertraute Person um ehrliches Feedback zu Ihrem Verhalten: Seien Sie offen für konstruktive Kritik und nehmen Sie diese als Chance zur persönlichen Weiterentwicklung.
- Entwickeln Sie ein Bewusstsein für Ihre manipulativen Tendenzen: Achten Sie auf Situationen, in denen Sie versuchen, andere zu beeinflussen oder zu kontrollieren.
- Setzen Sie sich mit dem Thema "toxische Beziehungen" auseinander: Informieren Sie sich über die Merkmale solcher Beziehungen und reflektieren Sie Ihre eigenen Beziehungen.

1. 3 Gesellschaftliche Dimension

Gesellschaftliche Normen prägen den Ausdruck narzisstischer Persönlichkeitszüge und beeinflussen deren Wahrnehmung. Kulturelle Erwartungen an Geschlechterrollen können die Symptomatik verdecken und so zu Fehldiagnosen führen. Auch die Interaktion mit dem sozialen Umfeld, von familiären Beziehungen bis hin zum beruflichen Kontext, wird durch die narzisstische Persönlichkeitsstörung maßgeblich beeinflusst. Dieses Kapitel beleuchtet die komplexen sozialen und kulturellen Dimensionen der Störung und deren weitreichende Folgen. Verstehen Sie die gesellschaftliche Relevanz von Narzissmus und gewinnen Sie Einblicke in die vielschichtigen Interaktionen Betroffener.

Kulturelle Normen prägen nicht nur die individuellen Ausprägungen der narzisstischen Persönlichkeitsstörung, sondern beeinflussen auch deren Erkennung und Behandlung, was zu einem verzerrten Verständnis des Störungsbildes und gesellschaftlicher Stigmatisierung führen kann.

Kulturelle Einflüsse

Kulturelle Einflüsse prägen die Wahrnehmung und den Ausdruck von Narzissmus. So können kulturelle Erwartungen an Geschlechterrollen die emotionale Verarbeitung und damit die Symptomatik beeinflussen. [s16] Männer berichten beispielsweise bei geringerer Ausprägung der Störung häufiger über einen Mangel an empathie als Frauen, möglicherweise beeinflusst durch gesellschaftliche Normen, die emotionale Zurückhaltung bei Männern fördern. Dieser Unterschied verdeutlicht, wie kulturelle Prägungen die Interpretation von diagnostischen Kriterien beeinflussen können. Die vorherrschende Darstellung von Narzissmus in der Fachliteratur – oft fokussiert auf grandiose, stereotyp männlich konnotierte Züge – verstärkt die Annahme, Männer seien generell narzisstischer. [s17] Diese Sichtweise übersieht jedoch die subtileren, vulnerablen Ausprägungen bei Frauen, die mit Eigenschaften wie Schüchternheit und Scham einhergehen können. [s17] Eine einseitige Fokussierung auf grandiose Narzissmusformen kann daher zu Fehldiagnosen und einem unvollständigen Verständnis des Störungsbildes führen. Kulturelle Normen beeinflussen nicht nur die Wahrnehmung, sondern auch die Entwicklung narzisstischer Persönlichkeitszüge. Unterschiedliche Erziehungsstile und Sozialisierungspraktiken für Jungen und Mädchen können die Ausprägung von Narzissmus fördern. [s17] Während Jungen eher zu grandiosem Narzissmus neigen, werden Mädchen durch gesellschaftliche Erwartungen möglicherweise in Richtung vulnerabler Formen gedrängt. Die Interaktion zwischen narzisstischen Merkmalen und kulturellen Einflüssen zeigt sich auch in der Reaktion auf Dominanzverhalten. [s18] Personen mit narzisstischen Zügen reagieren auf wahrgenommene Dominanz mit verstärkten negativen Emotionen, die wiederum streitlustiges Verhalten auslösen können. [s18] In hierarchisch geprägten Kulturen, in denen Dominanz und Status eine größere Rolle spielen, könnten diese Reaktionsmuster verstärkt auftreten und zu Konflikten führen. Die Berücksichtigung kultureller

Faktoren ist daher unerlässlich für ein umfassendes Verständnis und eine adäquate Behandlung der narzisstischen

Persönlichkeitsstörung. Der Fokus sollte auf der individuellen Dynamik zwischen Persönlichkeitsmerkmalen, kultureller Prägung und situativen Faktoren liegen, um die Komplexität des Störungsbildes zu erfassen. Ein weiterer Aspekt kultureller Einflüsse zeigt sich im generationalen Anstieg von Narzissmus, insbesondere in westlichen Gesellschaften. [s19] Dieser Anstieg, messbar an den Ergebnissen von Persönlichkeitstests bei Studierenden über die letzten Jahrzehnte, könnte auf veränderte gesellschaftliche Werte und Normen hindeuten. Die zunehmende Individualisierung und der Fokus auf Selbstverwirklichung könnten die Entwicklung narzisstischer Persönlichkeitszüge begünstigen. Dieser Trend unterstreicht die Bedeutung der Berücksichtigung kultureller Veränderungen bei der Diagnostik und Behandlung von Narzissmus. Zukünftige Forschung sollte den Einfluss soziokultureller Faktoren auf die Symptomatik der narzisstischen Persönlichkeitsstörung genauer untersuchen. [s16] Ein tieferes Verständnis der kulturellen Prägungen kann dazu beitragen, Diagnose- und Behandlungsmethoden zu verbessern und kulturell sensible Interventionen zu entwickeln.

Kulturelle Einflüsse auf narzisstisches Verhalten

Vergleich kultureller Werte und Narzissmus.

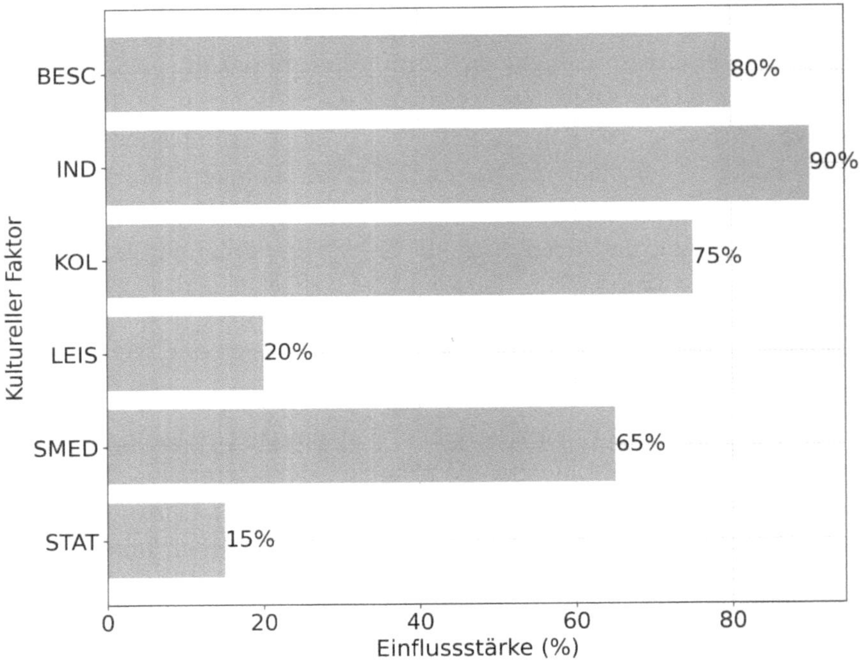

BESC: Bescheidenheit
IND: Individualismus
KOL: Kollektivismus
LEIS: Leistungsdruck
SMED: Soziale Medien
STAT: Statusorientierung

Individualismus korreliert positiv mit narzisstischen Tendenzen, während Kollektivismus negativ korreliert. Gesellschaften mit Fokus auf Leistung und Status scheinen narzisstische Züge zu verstärken, wohingegen Kulturen, die Bescheidenheit und soziale Harmonie betonen, diese eher abschwächen. Der Einfluss von Social Media wird als verstärkend für narzisstische Verhaltensweisen dargestellt.

Soziale Dynamiken

Soziale Interaktionen von Menschen mit einer narzisstischen Persönlichkeitsstörung sind oft durch spezifische Muster geprägt. Ein Mangel an Empathie kann zu Schwierigkeiten in zwischenmenschlichen Beziehungen führen und aggressives Verhalten begünstigen [s20]. Gleichzeitig kann Empathie als Schutzfaktor vor solchen Tendenzen wirken [s20]. Dies zeigt, wie wichtig die Entwicklung von Empathiefähigkeit im Umgang mit der Störung ist. Das Sozialverhalten von Betroffenen ist zudem oft von einer Diskrepanz zwischen prosozialen Handlungen und deren Motivation gekennzeichnet. Äußerlich positives Verhalten kann aus egoistischen Motiven erfolgen, um beispielsweise Anerkennung zu erhalten oder ein bestimmtes Image aufrechtzuerhalten [s20]. Diese Ambivalenz erschwert die Interpretation sozialer Signale und führt zu Missverständnissen in der Interaktion mit anderen. Ein Verständnis dieser komplexen Dynamik ist nicht nur für Außenstehende hilfreich, sondern auch für die therapeutische Arbeit mit Betroffenen. In der Therapie kann gezielt an der Verbesserung der Empathiefähigkeit und an der Entwicklung authentischer, nicht instrumenteller Motivationen für prosoziales Verhalten gearbeitet werden [s20]. Ein weiterer Aspekt sozialer Dynamiken zeigt sich im Zusammenhang mit Kriminalität. Studien belegen einen Zusammenhang zwischen der narzisstischen

Persönlichkeitsstörung und einem erhöhten Risiko für kriminelles Verhalten, besonders bei stark ausgeprägtem Narzissmus [s20]. Dies unterstreicht die Relevanz der Störung nicht nur für das individuelle Umfeld der Betroffenen, sondern auch für die Gesellschaft. Jemand, der in sozialen Interaktionen ständig Bestätigung und Bewunderung sucht, reagiert möglicherweise unangemessen auf Kritik oder Zurückweisung. Ein vermeintlich geringfügiger Konflikt kann dann schnell eskalieren. Die Erkenntnis, dass narzisstische Züge die Wahrscheinlichkeit kriminellen Verhaltens erhöhen können, verdeutlicht die Notwendigkeit frühzeitiger Intervention und adäquater therapeutischer Maßnahmen.

Gut zu wissen

Kriminalität

Im Zusammenhang mit der narzisstischen Persönlichkeitsstörung bezieht sich Kriminalität auf die erhöhte Wahrscheinlichkeit, dass Betroffene mit ausgeprägtem Narzissmus Straftaten begehen.

Prosoziales Verhalten

Handeln, das darauf abzielt, anderen Menschen zu helfen oder ihnen Gutes zu tun. Bei Menschen mit narzisstischer Persönlichkeitsstörung kann prosoziales Verhalten oft durch egoistische Motive beeinflusst sein, wie dem Wunsch nach Anerkennung.

Soziale Dynamik des Narzissmus

Einfluss, Reichweite und Intensität narzisstischer Interaktionen.

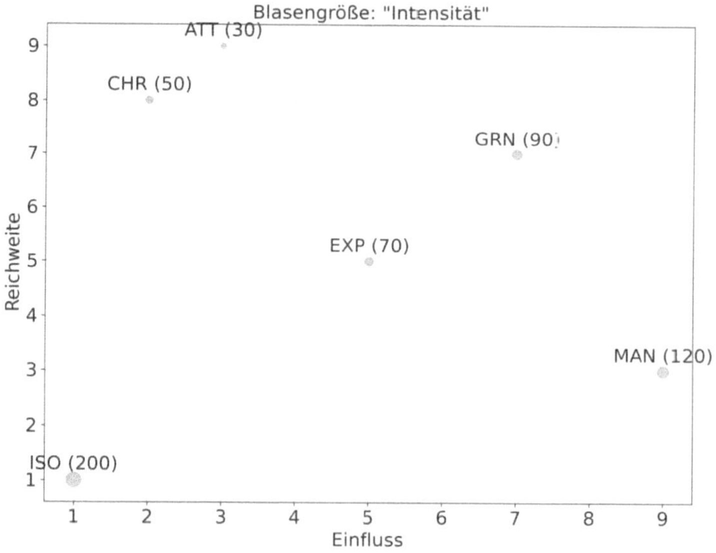

Blasengröße: Intensität

ATT: Aufmerksamkeitssuchend

CHR: Charmant

EXP: Ausbeuterisch

GRN: Grandios

ISO: Isolierte Wut

MAN: Manipulativ

Größere Blasen zeigen intensivere Interaktionen an, während ihre Position die Reichweite und den Einfluss des Einzelnen zeigt. Blasencluster deuten auf bestimmte soziale Strategien hin, wie hoher Einfluss/niedrige Reichweite, die gezielte Manipulation darstellen, während hohe Reichweite/niedrige Intensität auf oberflächlichen Charme hinweisen könnte, der für ein breiteres Impressionsmanagement genutzt wird. Blasen, die weit von anderen entfernt sind, könnten auf isolierte Personen mit intensiven, aber begrenzten Interaktionen hinweisen.

Gesellschaftliche Auswirkungen

Narzisstische Persönlichkeitsstörung (NPS) beeinflusst nicht nur die Betroffenen selbst, sondern wirkt sich auch auf ihr soziales Umfeld und die Gesellschaft aus. Die Schwierigkeiten in zwischenmenschlichen Beziehungen, die durch mangelnde empathie und die Tendenz zu manipulativem Verhalten entstehen, belasten Partner, Familienmitglieder, Freunde und Kollegen. [s21] Instabile Beziehungen und häufige Konflikte können zu sozialer Isolation der Betroffenen führen und gleichzeitig das Umfeld emotional stark belasten. Auch im beruflichen Kontext zeigen sich die Auswirkungen: Die Unfähigkeit, konstruktive Kritik anzunehmen und die übertriebene Anspruchshaltung an andere können die Zusammenarbeit erschweren und zu beruflichen Problemen führen. [s21] Dies kann zu Konflikten am Arbeitsplatz, Jobverlust und finanziellen Schwierigkeiten führen, die wiederum die Gesellschaft durch erhöhte Inanspruchnahme von Sozialleistungen belasten können. Ein weiterer gesellschaftlicher Aspekt ist die hohe Inanspruchnahme des Gesundheitssystems durch Menschen mit NPS. [s21] Die Neigung zu dramatischen Reaktionen und die Schwierigkeiten, medizinische Anweisungen zu befolgen, führen zu häufigerem Arztbesuch und Krankenhausaufenthalten, was die Kosten im Gesundheitswesen steigert. Zusätzlich erschwert die mangelnde Vertrauensfähigkeit den Aufbau einer therapeutischen Beziehung, was die Behandlung der NPS komplex und langwierig macht. [s21] Die geschlechtsspezifischen Unterschiede in der Symptomatik beeinflussen ebenfalls die gesellschaftliche Wahrnehmung und den Umgang mit der Störung. So können beispielsweise Männer mit NPS Neid als ein deutlicheres Anzeichen für den Schweregrad der Störung aufweisen als Frauen. [s22] Dies kann dazu führen, dass bei Männern die Störung aufgrund des stärker ausgeprägten Neidsymptoms früher erkannt und entsprechend behandelt wird. Die unterschiedlichen Mechanismen, die der NPS bei Männern und Frauen zugrunde liegen, erfordern differenzierte diagnostische und therapeutische Ansätze, um den individuellen Bedürfnissen gerecht zu werden und gesellschaftliche Stigmatisierung zu vermeiden. [s22] In einer Gesellschaft, die zunehmend auf Kooperation und Empathie angewiesen ist, stellen die Auswirkungen der NPS eine relevante soziale und wirtschaftliche Belastung dar. Das frühzeitige Erkennen der Störung und die Entwicklung wirksamer Strategien für den Umgang mit Betroffenen im privaten und beruflichen Umfeld sind daher von großer Bedeutung. Eine gezielte Förderung von Empathie und sozialer Kompetenz, beginnend im Kindesalter, könnte langfristig dazu beitragen, die gesellschaftlichen Auswirkungen der NPS zu minimieren.

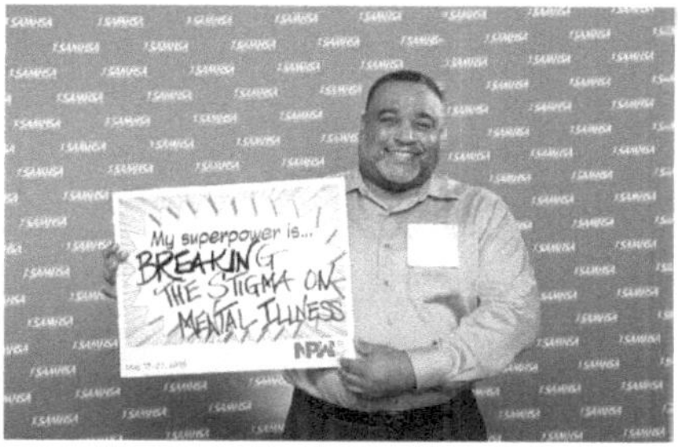

Stigmatisierung [i2]

Gesellschaftliche Auswirkungen der Narzisstischen Persönlichkeitsstörung

Auswirkungen in verschiedenen gesellschaftlichen Bereichen

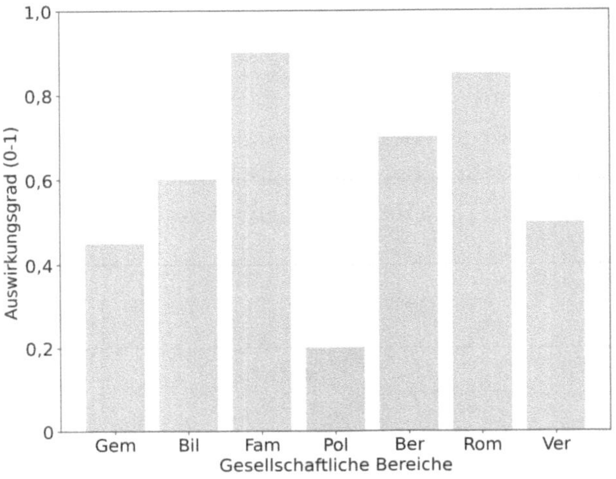

Ber: Berufsleben

Fam: Familienbeziehungen

Pol: Politisches Engagement

Ver: Gesellschaftliches Vertrauen

Bil: Bildung/Mentoring

Gem: Gemeinschaftsengagement

Rom: Romantische Beziehungen

Diese Grafik zeigt die erheblichen negativen Auswirkungen von NPS in verschiedenen gesellschaftlichen Bereichen. Zwischenmenschliche Beziehungen leiden stark, wie die hohen Auswirkungen auf Familie und romantische Partnerschaften zeigen. Auch der berufliche Bereich ist erheblich betroffen, wahrscheinlich aufgrund von Schwierigkeiten mit Zusammenarbeit und Empathie. Während gesellschaftliches Vertrauen und Gemeinschaftsengagement moderate Auswirkungen zeigen, deutet dies darauf hin, dass NPS den sozialen Zusammenhalt schwächen kann. Die relativ geringeren Auswirkungen auf das politische Engagement könnten auf unterschiedliche Ausprägungen von NPS oder begrenzte Forschung in diesem Bereich zurückzuführen sein. Insgesamt unterstreichen die Daten die weitreichenden und schädlichen Auswirkungen von NPS auf Individuen und Gesellschaft.

Konkrete Ratschläge

- Engagieren Sie sich in einem Ehrenamt, das Ihnen hilft, den Fokus von sich selbst auf andere zu lenken.
- Besuchen Sie einen Workshop oder ein Seminar zum Thema "Gewaltfreie Kommunikation", um Ihre Kommunikationsfähigkeiten zu verbessern und Empathie zu entwickeln.
- Initiieren Sie in Ihrem Umfeld Gesprächsrunden über gesellschaftliche Schönheitsideale und deren Einfluss auf das Selbstwertgefühl.
- Entwickeln Sie eine Sensibilität für subtile Formen des Narzissmus, indem Sie beobachten, wie Menschen in Ihrem Umfeld auf Lob und Kritik reagieren.
- Hinterfragen Sie die Darstellung von Erfolg und Status in den Medien und reflektieren Sie deren Einfluss auf Ihre eigenen Werte.
- Fördern Sie in Ihrem Umfeld eine Kultur der Wertschätzung, in der individuelle Stärken und Schwächen gleichermaßen anerkannt werden.
- Reflektieren Sie, wie gesellschaftliche Normen und Erwartungen Ihr eigenes Verhalten und Ihre Selbstwahrnehmung beeinflussen.
- Setzen Sie sich aktiv für die Gleichstellung der Geschlechter ein, um stereotype Rollenbilder aufzubrechen.
- Unterstützen Sie Initiativen, die sich für mehr soziale Gerechtigkeit und Chancengleichheit einsetzen.
- Entwickeln Sie eine Achtsamkeit für die Sprache, die Sie verwenden und vermeiden Sie Formulierungen, die andere abwerten oder herabsetzen.
- Schaffen Sie in Ihrem Umfeld Räume für offene und ehrliche Gespräche über psychische Gesundheit.

Rückblick - 1. Erscheinungsformen der Störung

Narzisstische Persönlichkeitsstörungen manifestieren sich in vielfältigen und oft subtilen Verhaltensmustern. Sie reichen von einer übermäßigen Sensibilität gegenüber Kritik, die sich in Rückzug oder aggressivem Verhalten äußern kann, bis hin zu einer grandiosen Selbstüberschätzung, die mit einem übermäßigen Bedürfnis nach Bewunderung einhergeht. Diese Verhaltensweisen sind nicht nur für das Umfeld der Betroffenen belastend, sondern erschweren auch den Aufbau und die Aufrechterhaltung gesunder Beziehungen. Um diesen Herausforderungen zu begegnen, ist es wichtig, die verschiedenen Erscheinungsformen der Störung zu verstehen und Strategien für den Umgang damit zu entwickeln. Ein erster Schritt besteht darin, die eigenen Grenzen zu erkennen und zu schützen. Wenn Sie sich in einer Beziehung mit einer narzisstisch geprägten Person befinden, achten Sie darauf, Ihre eigenen Bedürfnisse nicht zu vernachlässigen. Kommunizieren Sie Ihre Grenzen klar und deutlich und lassen Sie sich nicht manipulieren oder unter Druck setzen. Suchen Sie sich Unterstützung bei Freunden, Familie oder professionellen Therapeuten, um Ihre Situation zu reflektieren und Handlungsoptionen zu entwickeln.

Die Schwierigkeit im Umgang mit narzisstischen Persönlichkeiten liegt oft in der Diskrepanz zwischen der öffentlichen Fassade und dem dahinterliegenden, fragilen Selbstwertgefühl. Betroffene können charmant und charismatisch wirken, gleichzeitig aber auch manipulativ und ausbeuterisch sein. Sie neigen dazu, Beziehungen zu instrumentalisieren, um ihren eigenen Bedürfnissen nach Anerkennung und Bestätigung nachzukommen. Achten Sie daher auf wiederkehrende Muster in der Interaktion. Werden Sie ständig für die Probleme anderer verantwortlich gemacht? Fühlen Sie sich nach Gesprächen emotional ausgelaugt und unverstanden? Solche Anzeichen können auf eine ungesunde Dynamik hindeuten. Versuchen Sie, die Situation objektiv zu betrachten und sich nicht von oberflächlichem Charme blenden zu lassen. Dokumentieren Sie gegebenenfalls konkrete Vorfälle, um sich selbst ein klares Bild von der Situation zu verschaffen. Dies kann Ihnen helfen, Ihre Grenzen zu wahren und sich vor emotionaler Ausbeutung zu schützen.

Im beruflichen Kontext kann die Machtausübung narzisstischer Führungskräfte zu einem toxischen Arbeitsklima führen. Betroffene nutzen ihre Position oft aus, um Mitarbeiter zu kontrollieren und einzuschüchtern. Sie delegieren ungern Verantwortung, beanspruchen die Erfolge anderer für sich und reagieren empfindlich auf Kritik. Wenn Sie in einem solchen Umfeld arbeiten, ist es wichtig, sich nicht in Machtspiele verwickeln zu lassen. Konzentrieren Sie sich auf Ihre Aufgaben und dokumentieren Sie Ihre Leistungen sorgfältig. Suchen Sie den Austausch mit vertrauenswürdigen Kollegen und scheuen Sie sich nicht, professionelle Hilfe in Anspruch zu nehmen, wenn Sie Mobbing oder andere Formen von psychischer Gewalt erleben. Auch hier gilt: Klare Grenzen setzen und sich nicht einschüchtern lassen.

Der Umgang mit narzisstischen Persönlichkeitsstörungen ist eine Herausforderung, die sowohl im privaten als auch im beruflichen Kontext bewältigt werden muss. Indem Sie die verschiedenen Erscheinungsformen der Störung verstehen und Ihre eigenen Grenzen schützen, können Sie sich vor negativen Auswirkungen schützen und gesunde Beziehungen aufbauen. Vergessen Sie nicht, dass Sie nicht allein sind. Es gibt zahlreiche Ressourcen und Unterstützungsmöglichkeiten, die Ihnen helfen können, mit dieser komplexen Dynamik umzugehen. Investieren Sie in Ihre emotionale Gesundheit und Ihr Wohlbefinden – es lohnt sich.

2. Narzissmus in Familienbeziehungen

Wie prägt ein Mensch, der sich selbst für den Mittelpunkt der Welt hält, seine engsten Angehörigen? In Familien entstehen die ersten und prägendsten Beziehungsmuster, die uns ein Leben lang begleiten. Besonders dort, wo gesunde Grenzen fehlen und Selbstwert zur Mangelware wird, entwickeln sich oft generationenübergreifende Verletzungen. Die subtilen Mechanismen toxischer Familiendynamiken bleiben dabei meist lange unerkannt und werden unbewusst weitergegeben. Was geschieht, wenn der sichere Hafen Familie zum Ursprung seelischer Wunden wird?

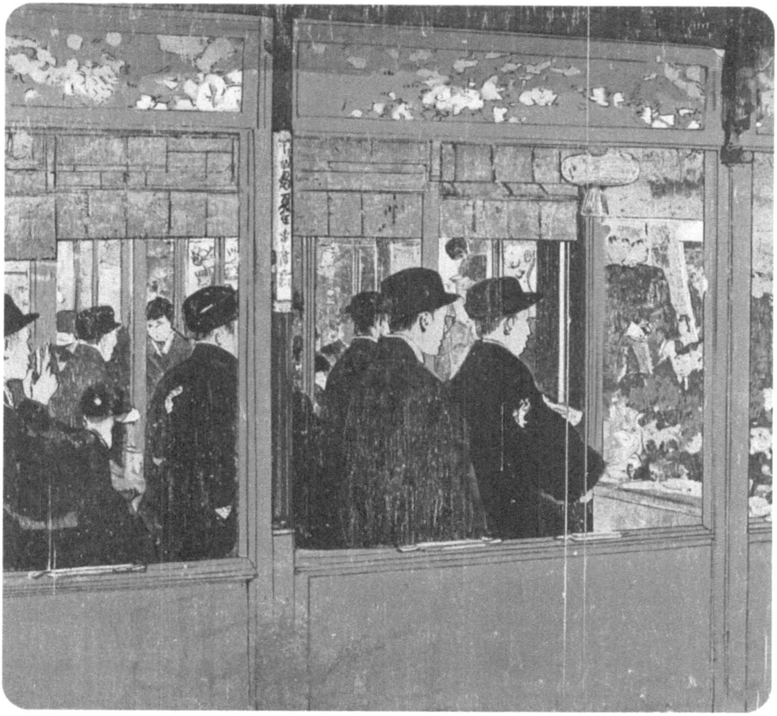

2. 1 Narzisstische Elternteile

Narzisstische Eltern prägen ihre Kinder durch ein paradoxes Verhältnis von simulierter Empathie und unerfüllten emotionalen Bedürfnissen. Leistungsdruck, die Suche nach Anerkennung und unrealistische Erwartungen bestimmen die Beziehung und führen oft zu verzerrten Selbstbildern und emotionaler Dysregulation bei den Kindern. Diese Dynamik beeinflusst die Entwicklung von Empathie und die Gestaltung zwischenmenschlicher Beziehungen nachhaltig. Transgenerationale Übertragung von Verhaltensmustern und ungelösten Konflikten perpetuiert diese Problematik über Generationen. Eltern geben unbewusst ihre eigenen Prägungen und Traumata an ihre Kinder weiter, was zu wiederkehrenden Beziehungsproblemen und emotionalen Belastungen führen kann. Dieses Kapitel beleuchtet die komplexen Auswirkungen narzisstischer Eltern und bietet Einblicke in die Entstehung und die Folgen dieser familiären Dynamik. Verstehen Sie die Mechanismen, um die eigenen Erfahrungen einzuordnen und einen Weg zu gesünderen Beziehungen zu finden.

Kinder narzisstischer Eltern lernen, ihren Selbstwert durch externe Bestätigung zu regulieren, da ihnen die elterliche Anerkennung fehlt.

Väterliche Verhaltensmuster

Narzisstische Väter zeigen oft ein paradoxes Verhältnis zur empathie [s23]. Sie können Empathie simulieren, wenn es ihren Zielen dient, doch die wahren emotionalen Bedürfnisse ihrer Kinder bleiben unerfüllt [s23]. Dieser scheinbare Widerspruch prägt die Vater-Kind-Beziehung nachhaltig und führt zu Schwierigkeiten der Kinder, eigene Emotionen zu erkennen und auszudrücken [s23]. Die Beziehung ist oft von Leistungsdruck und dem Streben nach väterlicher Anerkennung geprägt, weniger von emotionaler Unterstützung [s23]. Ein Kind, das ständig versucht, die unrealistischen Erwartungen eines narzisstischen Vaters zu erfüllen, entwickelt ein verzerrtes Selbstbild, das eng an die väterliche Anerkennung gekoppelt ist [s23]. So kann ein Vater beispielsweise vom Sohn erwarten, in der Schule Bestleistungen zu erzielen, nicht aus Stolz auf die Leistung des Kindes, sondern um sein eigenes Ego durch den Erfolg des Sohnes aufzuwerten. Diese Dynamik führt zu emotionaler Dysregulation beim Kind und beeinträchtigt langfristig seine Fähigkeit zu Empathie und die Gestaltung zwischenmenschlicher Beziehungen [s23]. Die elterliche Unfähigkeit, empathisch auf die Bedürfnisse des Kindes einzugehen, verstärkt die Suche nach externer Bestätigung im Erwachsenenalter [s24]. Das Kind lernt, seinen Selbstwert über äußere Anerkennung zu regulieren, da die elterliche Bestätigung ausblieb [s24]. Die Folgen reichen von einem übersteigerten Selbstwert bis zu anhaltenden Minderwertigkeitsgefühlen [s24]. Überbehütung durch den Vater – z.B. das ständige Eingreifen in Konflikte des Kindes – kann die Entwicklung eines realistischen Selbstbildes und von Selbstdisziplin behindern [s25]. Gleichzeitig fördert übermäßige väterliche Bewunderung unrealistische Selbstansichten, die später im sozialen Kontext zu Minderwertigkeitsgefühlen führen können, wenn die Realität die idealisierten Vorstellungen nicht bestätigt [s25].

Narzisstische Verhaltensweisen von Vätern

Verteilung narzisstischer Verhaltensweisen bei Vätern.

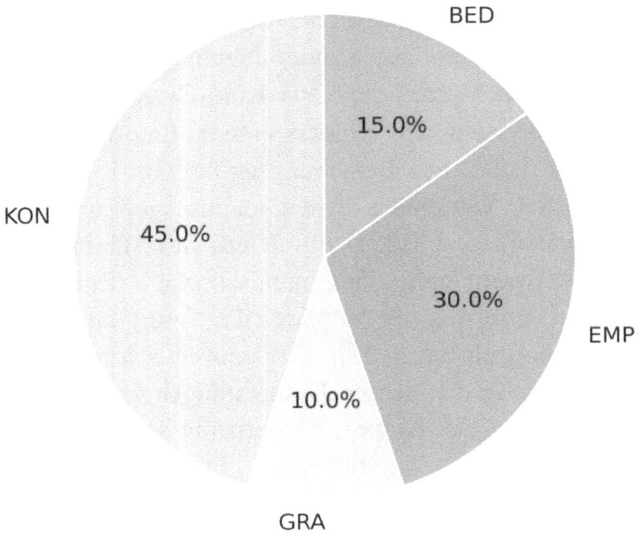

BED: Bedingte Zuneigung

EMP: Mangel an Empathie

GRA: Großartigkeit und Selbstüberschätzung

KON: Kontrolle und Manipulation

Diese Grafik zeigt die Prävalenz bestimmter narzisstischer Verhaltensweisen bei Vätern. Die Dominanz von 'Kontrolle und Manipulation' deutet auf eine Tendenz hin, Macht über Familienmitglieder auszuüben. Der 'Mangel an Empathie' unterstreicht die Schwierigkeit dieser Väter, die emotionalen Bedürfnisse ihrer Kinder zu verstehen und darauf zu reagieren. Während 'Bedingte Zuneigung' weniger ausgeprägt ist als Kontrolle, trägt sie dennoch wesentlich zu einer instabilen und emotional schädlichen Umgebung für Kinder bei. 'Großartigkeit und Selbstüberschätzung' ist zwar vorhanden, zeigt sich aber möglicherweise subtiler in der Familiendynamik. Insgesamt zeichnet die Grafik das Bild einer Familienumgebung, die von den Bedürfnissen und dem Ego des Vaters dominiert wird, möglicherweise auf Kosten des emotionalen Wohlbefindens der Kinder.

Transgenerationale Übertragung

Transgenerationale Übertragung beschreibt die Weitergabe von Verhaltensmustern, emotionalen Reaktionen und unbewussten Konflikten über mehrere Generationen. Eltern geben nicht nur Gene weiter, sondern auch ihre eigenen Prägungen, Traumata und ungelösten Konflikte [s26]. Diese Weitergabe erfolgt meist unbewusst und manifestiert sich in der Art und Weise, wie Eltern mit ihren Kindern interagieren, welche Erwartungen sie an sie stellen und welche emotionalen Reaktionen sie in ihnen auslösen [s27]. Eine Mutter, die z.B. selbst unter dem ständigen Druck stand, die Erwartungen ihrer eigenen Mutter zu erfüllen, könnte unbewusst ähnliche Leistungsansprüche an ihr Kind richten [s27]. Die Erfahrung von Parentifizierung, bei der Kinder frühzeitig elterliche Rollen übernehmen müssen, ist ebenfalls häufig von transgenerationaler Weitergabe betroffen [s28]. Wurde ein Elternteil in seiner Kindheit parentifiziert, besteht die Gefahr, dass er ähnliche Erwartungen an die eigenen Kinder stellt und diese somit ebenfalls in eine für ihr Alter unangemessene Verantwortungsrolle drängt [s28]. Ein Kreislauf entsteht, der negative Auswirkungen auf die kindliche Entwicklung haben kann. Die Wahrnehmung der Parentifizierung durch das Kind, inklusive möglicher Vorteile, beeinflusst die langfristigen Folgen für seine psychische Gesundheit [s28]. Um diesen Kreislauf zu durchbrechen, ist es wichtig, sich der eigenen familiären Geschichte und der darin enthaltenen Muster bewusst zu werden. Eine Reflexion des eigenen Erziehungsverhaltens und der zugrundeliegenden Motivationen kann helfen, negative Weitergaben zu vermeiden und neue, gesündere Beziehungsmuster zu etablieren.

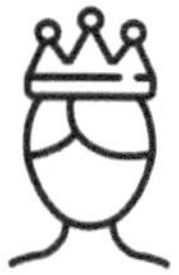

Gut zu wissen

Parentifizierung

Beschreibt die Situation, in der ein Kind gezwungen wird, die Rolle eines Elternteils zu übernehmen und Verantwortung für die emotionalen oder physischen Bedürfnisse der Eltern oder Geschwister zu tragen. Dies kann die kindliche Entwicklung beeinträchtigen und zu Problemen im Erwachsenenalter führen.

Transgenerationale Übertragung

Bezeichnet die Weitergabe von ungelösten emotionalen Problemen, Verhaltensweisen und Traumata von einer Generation zur nächsten, oft unbewusst durch Erziehung und Interaktion. Dies kann zu ähnlichen Mustern in Beziehungen und im Umgang mit Emotionen führen.

Intergenerationelle Übertragung narzisstischer Merkmale

Korrelation zwischen narzisstischen Merkmalen der Eltern und Schwierigkeiten bei der emotionalen Regulation der Nachkommen.

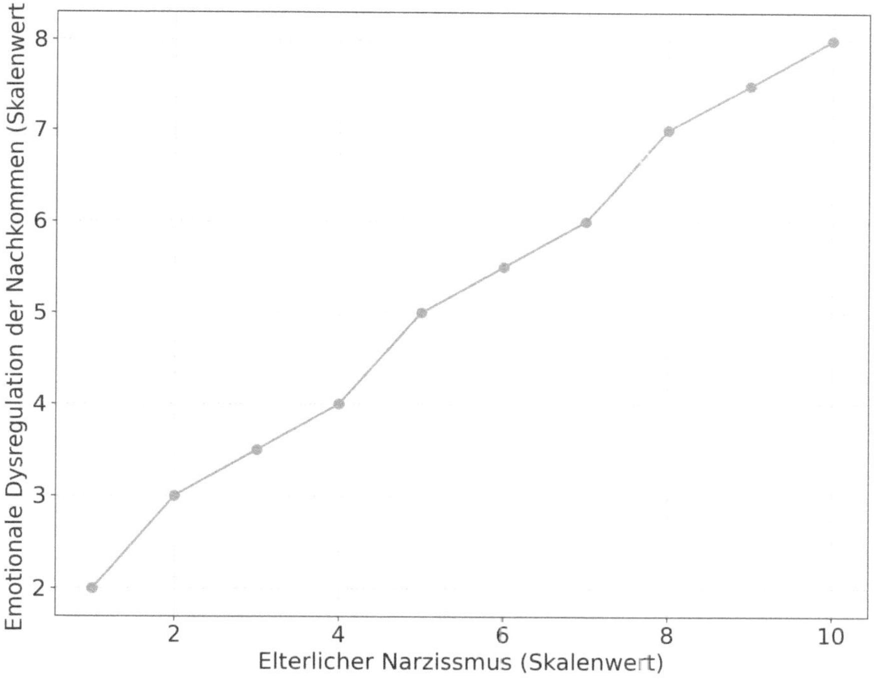

Das Diagramm zeigt eine positive Korrelation. Höhere Ausprägungen narzisstischer Merkmale bei Eltern sind mit verstärkten Schwierigkeiten bei der emotionalen Regulation ihrer Nachkommen verbunden. Dies deutet darauf hin, dass Kinder narzisstischer Eltern möglicherweise anfälliger dafür sind, Herausforderungen bei der Bewältigung ihrer Emotionen zu entwickeln, was potenziell zu Schwierigkeiten in zwischenmenschlichen Beziehungen und dem allgemeinen Wohlbefinden führen kann. Weitere Forschung ist erforderlich, um die vermittelnden Faktoren und mögliche Interventionen zu untersuchen.

Konkrete Ratschläge

- Vergegenwärtigen Sie sich Ihre Kindheitserinnerungen im Zusammenhang mit Ihren Elternteilen und notieren Sie wiederkehrende Situationen, die Ihnen unangenehm in Erinnerung geblieben sind.
- Stellen Sie sich Ihr inneres Kind vor und überlegen Sie, welchen Trost und welche Unterstützung es von Ihnen als erwachsenem Menschen benötigt.
- Schreiben Sie einen Brief an Ihre Eltern (ohne ihn abzuschicken), in dem Sie Ihre Gefühle und unerfüllten Bedürfnisse ausdrücken.
- Entwickeln Sie Rituale der Selbstfürsorge, die Ihnen helfen, emotionale Stabilität zu finden, wie z.B. ein entspannendes Bad oder ein Spaziergang in der Natur.
- Visualisieren Sie sich in einer Situation der Stärke und Unabhängigkeit von der Meinung Ihrer Eltern.
- Definieren Sie Ihre eigenen Werte und Lebensziele, unabhängig von den Erwartungen Ihrer Eltern.
- Suchen Sie den Kontakt zu Menschen, die Ihnen bedingungslose Anerkennung und Unterstützung bieten.
- Erlauben Sie sich, die Beziehung zu Ihren Eltern neu zu gestalten, indem Sie klare Grenzen setzen und Ihre Bedürfnisse kommunizieren.
- Akzeptieren Sie, dass Sie die Vergangenheit nicht ändern können, aber die Macht haben, Ihre Zukunft selbst zu bestimmen.
- Konzentrieren Sie sich auf Ihre eigenen Stärken und Erfolge und feiern Sie diese, unabhängig von der Reaktion Ihrer Eltern.
- Entwickeln Sie Mitgefühl für Ihre Eltern und deren eigene Geschichte, ohne deren Verhalten zu entschuldigen.

2. 2 Auswirkungen auf Kinder

Narzissmus in Familienbeziehungen beeinträchtigt die kindliche Entwicklung massiv. Emotionale Vernachlässigung, instrumentalisierte Zuneigung und übermäßige Kontrolle prägen das kindliche Selbstbild und führen oft zu Bindungsstörungen, emotionaler Dysregulation und dysfunktionalen Bewältigungsmechanismen. Die Folgen reichen von verzerrter Selbstwahrnehmung und mangelnder Empathie bis hin zu Schwierigkeiten in sozialen Beziehungen und der psychischen Gesundheit. Dieses Kapitel beleuchtet die komplexen Auswirkungen elterlichen Narzissmus auf Kinder und ebnet den Weg für ein tieferes Verständnis der Problematik.

Um die negativen Auswirkungen narzisstischer Bezugspersonen abzumildern, müssen Kinder lernen, ihre eigenen Bedürfnisse zu erkennen, auszudrücken und zu priorisieren, anstatt sie ständig den Launen der narzisstischen Person unterzuordnen.

Emotionale Entwicklung

Die emotionale Entwicklung von Kindern, die mit narzisstischen Bezugspersonen aufwachsen, ist oft durch spezifische Schwierigkeiten geprägt. Ein übermäßiges Maß an Bewunderung oder umgekehrt Vernachlässigung seitens der Eltern kann zu einer verzerrten Selbstwahrnehmung führen. [s29] So können Kinder unrealistische Erwartungen an sich selbst und andere entwickeln. Anstatt Empathie und soziale Kompetenz zu erlernen, entwickeln sie möglicherweise ein übertriebenes Selbstwertgefühl, gepaart mit einem Mangel an Einfühlungsvermögen. [s30] Dies äußert sich in Schwierigkeiten, die Emotionen anderer zu erkennen und darauf angemessen zu reagieren. Eine narzisstische Bezugsperson neigt dazu, die eigenen Bedürfnisse über die des Kindes zu stellen. Die Bedürfnisse des Kindes nach emotionaler Unterstützung und Bestätigung werden so oft nicht ausreichend erfüllt. Dies kann zu einer emotionalen Dysregulation führen, die sich in extremen Stimmungsschwankungen, Wutausbrüchen oder Rückzug äußert. [s31] Das Kind lernt nicht, seine Emotionen angemessen zu regulieren, da ihm die notwendigen Vorbilder und die Unterstützung fehlen. Stattdessen entwickelt es möglicherweise dysfunktionale Bewältigungsmechanismen, wie beispielsweise übermäßige Anpassung oder aggressives Verhalten. Eine gesunde emotionale Entwicklung erfordert die Fähigkeit, Emotionen differenziert wahrzunehmen und situationsgerecht auszudrücken. Kinder narzisstischer Eltern haben oft Schwierigkeiten, diese Fähigkeiten zu entwickeln. Sie können beispielsweise Gefühle wie Traurigkeit oder Angst nur schwer zulassen und verbergen sie hinter einer Fassade von Stärke oder Gleichgültigkeit. Langfristig kann dies zu Problemen in zwischenmenschlichen Beziehungen, im Selbstwertgefühl und in der psychischen Gesundheit führen. Eine frühzeitige Unterstützung durch therapeutische Interventionen kann Kindern helfen, gesunde Emotionsregulationsstrategien zu entwickeln und die negativen

Auswirkungen der elterlichen Narzissmus auf ihre emotionale Entwicklung abzumildern.

Gut zu wissen

Therapeutische Interventionen

Professionelle Behandlungen, die darauf abzielen, psychische Probleme zu lindern oder zu heilen. Therapeutische Interventionen können Kindern narzisstischer Eltern helfen, mit den emotionalen Folgen umzugehen und gesunde Bewältigungsmechanismen zu entwickeln.

Verzerrte Selbstwahrnehmung

Ein unrealistisches Bild von sich selbst, das oft durch die Manipulation und den Missbrauch durch einen narzisstischen Elternteil entsteht. Kinder können sich selbst als übermäßig wichtig oder wertlos wahrnehmen, abhängig von den Launen des narzisstischen Elternteils.

Auswirkungen auf die emotionale Entwicklung (Narzisstische Eltern)

Auswirkungen narzisstischer Erziehung auf die emotionale Entwicklung von Kindern in verschiedenen Bereichen.

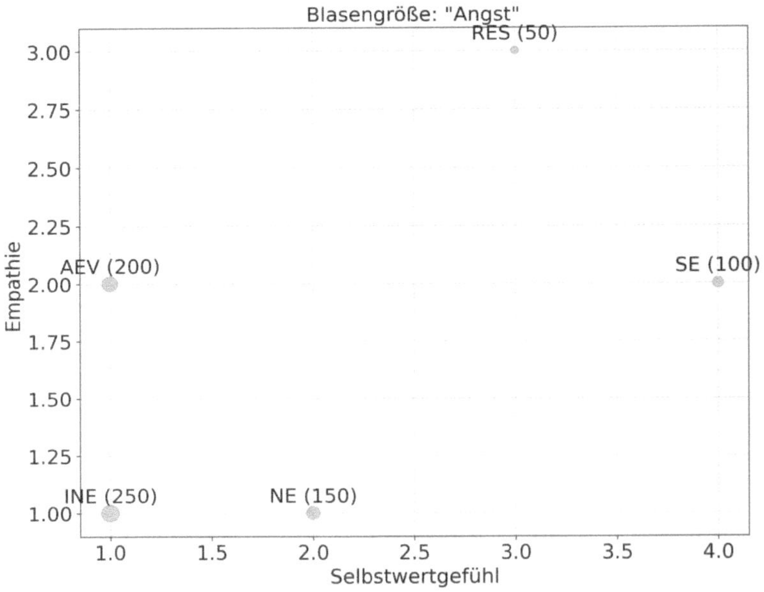

Blasengröße: Angst

AEV: Angst/Emotionale Vernachlässigung	INE: Verinnerlichte Negativität
NE: Narzisstische Effekte	RES: Resilienz
SE: Soziale Effekte	

Diese Grafik veranschaulicht die möglichen Auswirkungen narzisstischer Erziehung auf die emotionale Entwicklung eines Kindes. Größere Blasen weisen auf einen stärker ausgeprägten negativen Effekt hin. Hohes Selbstwertgefühl gepaart mit geringer Empathie deutet auf eine Tendenz zu narzisstischen Zügen hin, die von den Eltern erlernt wurden. Im Gegensatz dazu weist ein niedriges Selbstwertgefühl in Kombination mit hoher Angst auf die Verinnerlichung der elterlichen Negativität hin. Die unterschiedlichen Auswirkungen in verschiedenen emotionalen Bereichen verdeutlichen die komplexen und nuancierten Effekte dieses Erziehungsstils.

Bindungsstörungen

Elterlicher Narzissmus kann die kindliche Entwicklung massiv beeinträchtigen und Bindungsstörungen begünstigen. Chronische Frustration der fundamentalen Bedürfnisse nach wechselseitiger Interaktion und emotionaler Zuwendung verhindert die Ausbildung einer sicheren Bindung. [s32] Anstatt gesunder Nähe und Geborgenheit erlebt das Kind Ablehnung oder instrumentalisierte Zuneigung, die an Bedingungen geknüpft ist. So lernt es früh, die eigenen Bedürfnisse zurückzustellen und sich den Launen der narzisstischen Bezugsperson anzupassen, um wenigstens ein Minimum an Zuwendung zu erhalten. Diese Anpassungsleistung geht auf Kosten der authentischen Entwicklung des Kindes. Frühkindliche Erfahrungen dieser Art prägen die spätere Beziehungsfähigkeit. Vernachlässigung, emotionale Kälte oder gar Misshandlung führen zu unsicheren Bindungsmustern – entweder vermeidend oder ängstlich-ambivalent. [s32] Ein Kind mit vermeidendem Bindungsstil unterdrückt seine Bedürfnisse nach Nähe und vermeidet enge Beziehungen, da es Ablehnung fürchtet. Ein Kind mit ängstlich-ambivalentem Bindungsstil hingegen klammert und sucht ständig Bestätigung, da es unsicher über die Verfügbarkeit der Bezugsperson ist. Beide Muster erschweren stabile und erfüllende Beziehungen im späteren Leben. Das wachsende Kind entwickelt ein negatives Selbstbild und eine verzerrte Wahrnehmung von Beziehungen. [s33] Es erwartet auch in zukünftigen Beziehungen Misshandlung oder Ablehnung und handelt entsprechend. Diese negativen Erwartungen werden oft selbst erfüllende Prophezeiungen. Der Mangel an emotionaler Nähe und Verantwortung der Bezugspersonen wirkt sich auch auf die Fähigkeit zur Selbstregulation aus. [s33] Das Kind hat nicht gelernt, mit eigenen Gefühlen umzugehen, da es keine angemessene Spiegelung und Unterstützung erfahren hat. Wutausbrüche, Depressionen oder der Rückzug in eine Fantasiewelt können die Folge sein. Die negativen Erfahrungen in der Kindheit summieren sich und verstärken die Symptome einer

Bindungsstörung. [s33] Sie beeinträchtigen die Fähigkeit zur Selbstreflexion und emotionalen Verarbeitung. Ein Jugendlicher, der in einer narzisstisch geprägten Familie aufgewachsen ist, hat möglicherweise Schwierigkeiten, eigene Fehler einzusehen, Verantwortung zu übernehmen oder sich in andere hineinzuversetzen. Er reagiert in Stresssituationen mit übermäßiger Angst, Aggression oder Rückzug. Eine frühzeitige therapeutische Intervention kann dem Kind helfen, sichere Bindungserfahrungen nachzuholen und gesunde Bewältigungsstrategien zu entwickeln. In einer Therapie kann es lernen, eigene Bedürfnisse wahrzunehmen und auszudrücken, sich selbst zu regulieren und gesunde Beziehungen aufzubauen. Eltern können parallel dazu unterstützt werden, ihre eigenen narzisstischen Muster zu reflektieren und ihren Erziehungsstil zu verändern.

Gut zu wissen

Ängstlich-ambivalenter Bindungsstil

Kinder, die einen ängstlich-ambivalenten Bindungsstil entwickeln, klammern sich an Bezugspersonen und suchen ständig Bestätigung, da sie unsicher über deren Verfügbarkeit sind. Sie schwanken zwischen Nähe und Distanz.

Bindungsstörung

Kinder narzisstischer Eltern entwickeln oft Schwierigkeiten, stabile und gesunde Beziehungen aufzubauen, da ihre emotionalen Bedürfnisse in der Kindheit nicht ausreichend erfüllt wurden. Dies kann sich in unsicheren Bindungsmustern äußern, die durch Angst vor Ablehnung oder übermäßige Anhänglichkeit gekennzeichnet sind.

Instrumentalisierte Zuneigung

Die Zuneigung, die narzisstische Eltern ihren Kindern zeigen, ist oft an Bedingungen geknüpft und dient der Manipulation. Kinder lernen, ihr Verhalten anzupassen, um diese Zuneigung zu erhalten, was ihre authentische Entwicklung beeinträchtigt.

Selbstregulation

Aufgrund mangelnder emotionaler Unterstützung durch narzisstische Eltern haben betroffene Kinder Schwierigkeiten, ihre Gefühle zu regulieren. Dies kann zu Wutausbrüchen, Depressionen oder sozialem Rückzug führen.

Auswirkungen narzisstischer Erziehung auf die Bindung des Kindes

Bindungsprobleme nach narzisstischem Erziehungsstil

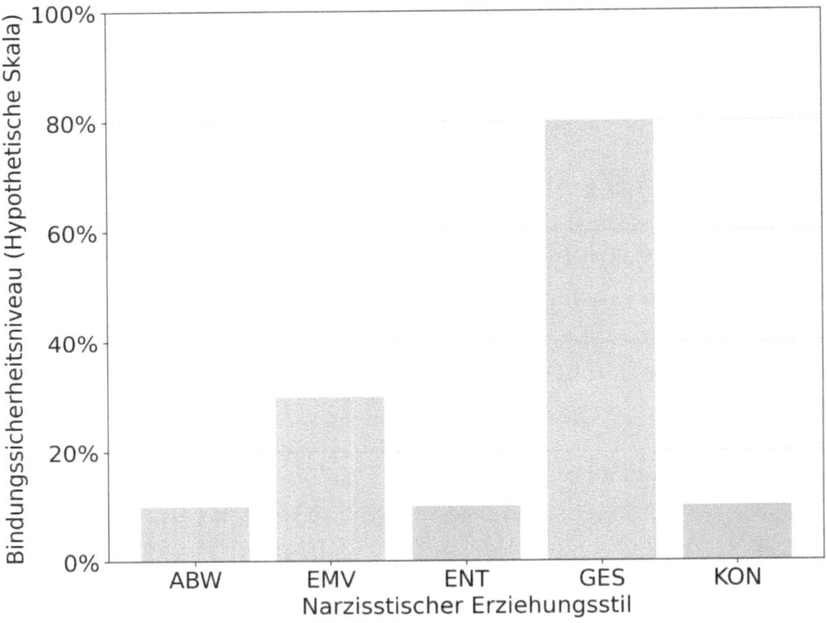

ABW: Abwertend/Missbrauchend
EMV: Emotional Verstrickt
ENT: Entfremdend/Vernachlässigend
GES: Gesunde Kontrolle (Vergleich)
KON: Kontrollierend/Ausbeutend

Die Grafik zeigt die signifikante Korrelation zwischen narzisstischen Erziehungsstilen und der Entwicklung unsicherer Bindungsstile bei Kindern. Kinder von ignorierenden/vernachlässigenden Eltern entwickeln häufig vermeidende Bindungen mit emotionaler Distanzierung. Kinder von kontrollierenden/ausbeutenden Eltern zeigen häufig ängstlich-präokkupierte Bindung, gekennzeichnet durch Unsicherheit und ständiges Bedürfnis nach Bestätigung. Kinder von emotional verstrickten Eltern können eine desorganisierte/ängstliche Bindung aufweisen, die eine verwirrende Mischung aus Nähesuche und Vermeidung aufgrund unberechenbarer elterlicher Reaktionen widerspiegelt.

Bewältigungsstrategien

Bewältigungsstrategien für Kinder aus narzisstisch geprägten Familien sind unerlässlich, um die beschriebenen negativen Auswirkungen auf die emotionale und soziale Entwicklung abzumildern. Diese Strategien konzentrieren sich darauf, dem Kind zu helfen, ein gesundes Selbstwertgefühl zu entwickeln, Emotionen zu regulieren und sich in Beziehungen zurechtzufinden. Ein wichtiger Schritt besteht darin, die eigenen Bedürfnisse und Gefühle zu erkennen und zuzulassen. Oft haben diese Kinder gelernt, ihre Bedürfnisse zugunsten der narzisstischen Bezugsperson zu unterdrücken. Die bewusste Wahrnehmung der eigenen Emotionen, seien es Wut, Trauer oder Angst, ist die Grundlage für einen konstruktiven Umgang damit. Unter anderem kann das Führen eines Tagebuchs hilfreich sein, in dem die Gefühle und Gedanken festgehalten werden. Darauf aufbauend können Kinder lernen, ihre Emotionen angemessen auszudrücken, ohne in extreme Reaktionen wie Wutausbrüche oder Rückzug zu verfallen. Entspannungstechniken wie Atemübungen oder progressive Muskelentspannung können dabei unterstützen, emotionale Anspannung abzubauen. Ein weiterer wichtiger Aspekt ist der Aufbau eines stabilen Selbstwertgefühls, das nicht von der Anerkennung anderer abhängig ist. Das bedeutet, die eigenen Stärken und Schwächen realistisch einzuschätzen und sich selbst mit all seinen Facetten zu akzeptieren. Positive Selbstgespräche, bei denen man sich auf seine Erfolge und positiven Eigenschaften konzentriert, können dazu beitragen, das Selbstwertgefühl zu stärken. Schließlich ist es wichtig, gesunde Beziehungsmuster zu erlernen. Das bedeutet, Grenzen zu setzen, die eigenen Bedürfnisse zu kommunizieren und sich von manipulativen Dynamiken zu lösen. Der Aufbau eines unterstützenden Netzwerks aus Freunden, Familienmitgliedern oder Therapeuten kann den Kindern die nötige Sicherheit und Stabilität geben, um sich von den negativen Einflüssen der narzisstischen Bezugsperson zu distanzieren [s34]. So können sie lernen, sich in Beziehungen authentisch und bedürfnisorientiert zu verhalten, anstatt sich ständig anzupassen. Die beschriebenen dysfunktionalen Erziehungsstile, wie beispielsweise das Schwanken zwischen übermäßiger Kontrolle und Passivität, können zu emotionaler Instabilität und vermeidenden Interaktionsmustern bei den Kindern führen [s35]. Eine gezielte Unterstützung, die unter anderem psychoedukative Elemente, Konsistenz in der Erziehung und Achtsamkeitstechniken umfasst, kann die Beziehung zwischen Eltern und Kind verbessern und langfristig die Entwicklung des Kindes positiv beeinflussen [s35]. Das Erlernen von Bewältigungsstrategien ist ein langfristiger Prozess, der Geduld und Unterstützung erfordert. Es ist jedoch ein essentieller Schritt, um die negativen Auswirkungen des elterlichen Narzissmus zu überwinden und ein gesundes, erfülltes Leben zu führen.

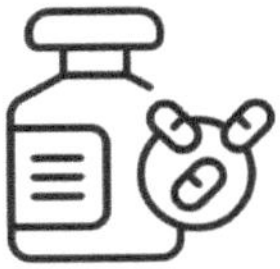

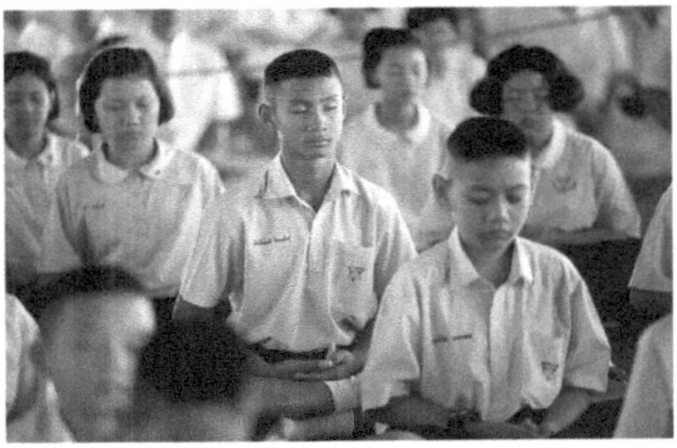

Achtsamkeit [i3]

Gut zu wissen

Achtsamkeitstechniken

Übungen, die die bewusste Wahrnehmung von Gedanken, Gefühlen und Körperempfindungen im gegenwärtigen Moment fördern, um die Selbstregulation zu verbessern und Stress abzubauen, was Kindern helfen kann, mit den emotionalen Belastungen durch narzisstische Eltern umzugehen.

Dysfunktionale Erziehungsstile

Erziehungspraktiken, die durch Inkonsistenz, emotionale Vernachlässigung oder übermäßige Kontrolle geprägt sind und die Entwicklung des Kindes negativ beeinflussen, indem sie beispielsweise zu Unsicherheit, Anpassungsproblemen und Schwierigkeiten in Beziehungen führen können.

Konsistenz in der Erziehung

Vorhersehbare und verlässliche Reaktionen der Eltern auf das Verhalten des Kindes, die klare Grenzen und Erwartungen setzen und so Sicherheit, Orientierung und emotionale Stabilität fördern, was im Kontext narzisstischer Eltern oft fehlt.

Vermeidende Interaktionsmuster

Die Tendenz, enge Beziehungen zu meiden oder sich emotional zurückzuziehen, um sich vor Verletzungen und Enttäuschungen zu schützen, was oft eine Folge von Erfahrungen mit emotionaler Vernachlässigung oder Manipulation durch narzisstische Bezugspersonen ist.

Wirksamkeit von Bewältigungsstrategien

Wirksamkeit von Strategien im Umgang mit narzisstischem Verhalten.

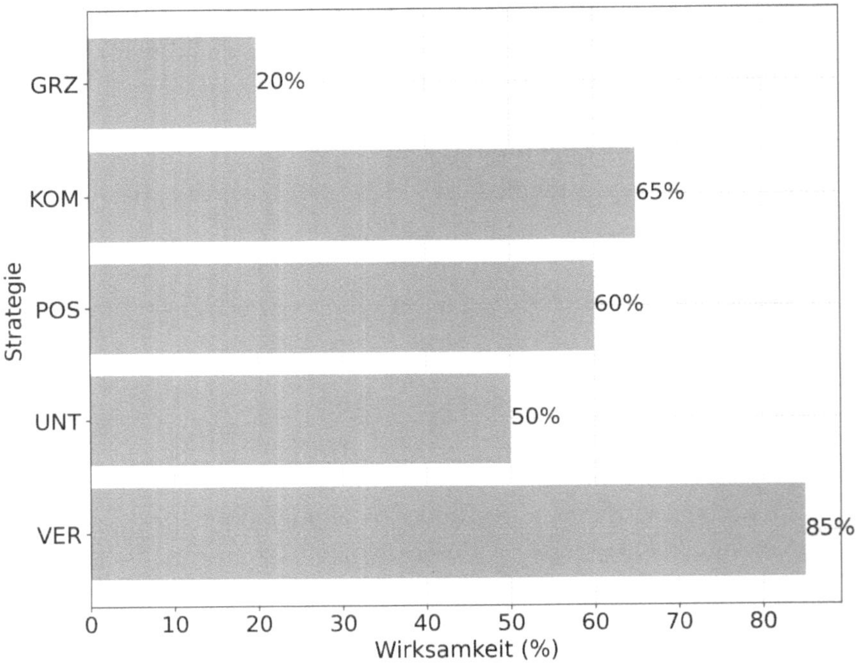

GRZ: Grenzen setzen

KOM: Kommunikation

POS: Positive Verst.

UNT: Unterstützung

VER: Vermeidung

Die Grafik verdeutlicht die unterschiedliche Wirksamkeit verschiedener Bewältigungsstrategien im Umgang mit den Auswirkungen narzisstischen Verhaltens auf Kinder. Grenzen setzen zeigt die höchste Wirksamkeit, während Vermeidung am wenigsten hilfreich ist. Emotionale Unterstützung und positive Verstärkung sind ebenfalls wichtige Strategien, jedoch weniger wirksam als klare Grenzen.

Konkrete Ratschläge

- Schaffen Sie Ihrem Kind einen sicheren Raum, in dem es alle Gefühle zeigen darf, ohne bewertet zu werden.
- Reagieren Sie auf die Gefühle Ihres Kindes spiegelnd, indem Sie diese benennen und bestätigen: „Ich sehe, du bist gerade wütend."
- Helfen Sie Ihrem Kind, seine Gefühle in Worte zu fassen, indem Sie ihm altersgerechte Vokabeln für Emotionen anbieten.
- Entwickeln Sie gemeinsam mit Ihrem Kind Strategien zur Emotionsregulation, wie zum Beispiel tiefes Durchatmen oder das Malen von Gefühlsbildern.
- Loben Sie Ihr Kind für seine Anstrengungen und Fortschritte, anstatt nur Ergebnisse zu bewerten.
- Stärken Sie das Selbstbewusstsein Ihres Kindes, indem Sie ihm altersgerechte Aufgaben übertragen und seine Erfolge anerkennen.
- Vermitteln Sie Ihrem Kind, dass Fehler zum Lernen dazugehören und dass es in Ordnung ist, um Hilfe zu bitten.
- Suchen Sie Unterstützung bei einer Erziehungsberatungsstelle oder einem Therapeuten, um Ihre eigenen Verhaltensmuster zu reflektieren und neue Strategien zu erlernen.
- Bauen Sie ein stabiles Netzwerk aus unterstützenden Bezugspersonen für Ihr Kind auf, wie zum Beispiel Großeltern, Tanten/Onkel oder Freunde.
- Ermutigen Sie Ihr Kind, eigene Interessen und Hobbys zu entwickeln, die ihm Freude bereiten und sein Selbstwertgefühl stärken.
- Seien Sie Ihrem Kind ein authentisches Vorbild für einen gesunden Umgang mit Gefühlen und Beziehungen.

2. 3 Familiäre Dynamiken

Familiäre Dynamiken in narzisstischen Beziehungen prägen sich durch festgefahrene Rollen (Sündenbock, goldenes Kind, Enabler) und starre Machthierarchien aus. Diese Strukturen dienen der Stabilisierung des narzisstischen Systems, führen jedoch bei den Angehörigen oft zu Leid, Selbstzweifeln und psychischen Belastungen. Die Kommunikation ist häufig durch Manipulation, Triangulation und Blockaden gekennzeichnet. Diese Dynamiken zu verstehen, ist der erste Schritt, die eigene Position im Familiensystem zu erkennen und negative Auswirkungen auf das eigene Wohlbefinden zu minimieren. Lesen Sie weiter, um mehr über die komplexen Mechanismen in narzisstischen Familien und mögliche Wege zur Veränderung zu erfahren.

In narzisstischen Familiensystemen tragen die verschiedenen Rollen, die Familienmitglieder einnehmen (Sündenbock, goldenes Kind, Enabler), dazu bei, die dysfunktionale Dynamik aufrechtzuerhalten und verhindern positive Veränderung.

Rollenmuster

In Familien mit narzisstischen Persönlichkeitsstörungen entwickeln sich oft festgefahrene Rollenmuster. Angehörige übernehmen unbewusst Funktionen, die das dysfunktionale Familiensystem aufrechterhalten. So können Partner oder Kinder die Rolle des „Sündenbocks“ einnehmen, auf den die Schuld für familiäre Probleme projiziert wird [s36]. Gleichzeitig kann ein anderes Familienmitglied die Rolle des „goldenen Kindes“ übernehmen, das vom Narzissten idealisiert und bevorzugt behandelt wird [s37]. Diese Rollenverteilung dient der Stabilisierung des narzisstischen Systems, geht aber oft mit erheblichem Leid für die Betroffenen einher. Die ständige Abwertung des Sündenbocks kann zu Selbstzweifeln, Depressionen und Angstzuständen führen. Das goldene Kind hingegen lernt, seine Bedürfnisse zu unterdrücken und seine eigene Identität zugunsten der Anerkennung durch den Narzissten aufzugeben. Diese Dynamik kann zu Schwierigkeiten in späteren Beziehungen und einem anhaltenden Gefühl der Unzulänglichkeit führen. Ein Kreislauf aus Idealisierung und Abwertung, wie er in solchen Familien häufig vorkommt, erschwert es den Betroffenen zusätzlich, sich aus diesen destruktiven Beziehungen zu lösen [s36]. Eine weitere Rolle, die Angehörige einnehmen können, ist die des „Enablers“. Enabler versuchen, den Narzissten zu beschwichtigen und Konflikte zu vermeiden, indem sie dessen Verhalten entschuldigen oder die Verantwortung für dessen Handlungen übernehmen. Dieses Verhalten verstärkt jedoch das narzisstische Muster und verhindert eine Veränderung. Z.B. könnte ein Enabler die finanziellen Probleme vertuschen, die durch die verschwenderischen Ausgaben des Narzissten entstehen [s36]. Die elterliche Erziehung spielt eine wichtige Rolle bei der Entstehung von narzisstischen Zügen. Überbehütung kann die Entwicklung von Eigenverantwortung und Selbstständigkeit behindern, während übermäßige Bewunderung zu unrealistischen Selbstbildern führt [s38]. Mütterliche

Nachsicht kann dazu führen, dass Kinder nicht lernen, mit Grenzen umzugehen und ein übermäßiges Anspruchsdenken entwickeln [s38]. Das Verständnis dieser Rollenmuster kann Betroffenen helfen, die eigene Position innerhalb des Familiensystems zu erkennen und Wege aus der dysfunktionalen Dynamik zu finden.

Gut zu wissen

Dysfunktionales Familiensystem

Ein dysfunktionales Familiensystem ist durch ungesunde Kommunikationsmuster, starre Rollenverteilungen und Schwierigkeiten bei der Bewältigung von Konflikten gekennzeichnet. In einem solchen System können die Bedürfnisse der einzelnen Familienmitglieder nicht ausreichend erfüllt werden, was zu emotionalen Belastungen und psychischen Problemen führen kann. Im Kontext der narzisstischen Persönlichkeitsstörung wird das Familiensystem oft vom Narzissten dominiert und dient primär der Aufrechterhaltung seines fragilen Selbstwertgefühls.

Mütterliche Nachsicht

Mütterliche Nachsicht im Kontext narzisstischer Dynamiken kann bedeuten, dass ein Elternteil die unangemessenen Verhaltensweisen des Kindes toleriert oder sogar fördert, um Konflikte zu vermeiden oder das Kind zu manipulieren. Dies kann dazu führen, dass das Kind keine Grenzen lernt und ein übermäßiges Anspruchsdenken entwickelt.

Familienrollen in narzisstischer Familiendynamik

Häufige Rollen in Familien, die von Narzissmus betroffen sind.

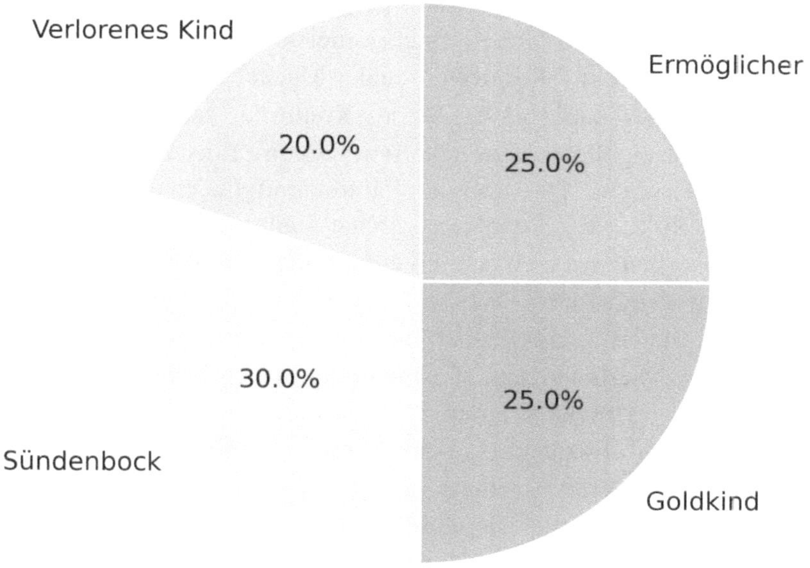

ENA: Ermöglicher
GOL: Goldkind
LOS: Verlorenes Kind
SCA: Sündenbock

Diese Grafik zeigt die typische Verteilung der Rollen innerhalb einer Familiendynamik, die von narzisstischer Persönlichkeitsstörung beeinflusst ist. Das Goldkind erhält oft übermäßiges Lob und Aufmerksamkeit, was das Ego des Narzissten stärkt. Der Sündenbock trägt die Last der familiären Negativität und Dysfunktion und wird zur Zielscheibe für Schuld und Kritik. Das Verlorene Kind bleibt oft unter dem Radar und versucht, Konflikte und Aufmerksamkeit zu vermeiden. Der Ermöglicher, oft ein Ehepartner oder enges Familienmitglied, erleichtert das Verhalten des Narzissten, manchmal unbeabsichtigt, indem er dessen Handlungen minimiert oder entschuldigt. Diese Verteilung betont das Ungleichgewicht und die dysfunktionale Natur dieser Familiensysteme.

Machthierarchien

Innerhalb von Familien mit narzisstischen Persönlichkeitsstörungen manifestieren sich häufig starre Machthierarchien, die das dysfunktionale System stabilisieren und die Rollenmuster verstärken. Der Narzisst steht meist an der Spitze dieser Hierarchie und übt Kontrolle und Macht über die anderen Familienmitglieder aus [s39]. Diese Kontrolle kann subtil, durch emotionale Manipulation, oder offen, durch Einschüchterung und Drohungen, erfolgen. Die übrigen Familienmitglieder ordnen sich je nach ihrer Rolle in dieser Hierarchie unter. Der „Sündenbock" beispielsweise befindet sich am unteren Ende und ist der Zielscheibe narzisstischer Aggression. Das „goldene Kind" hingegen genießt eine privilegierte Stellung, die jedoch an Bedingungen geknüpft ist: Die Loyalität zum Narzissten und die Erfüllung seiner Erwartungen. Diese Positionierung innerhalb der Machthierarchie beeinflusst die Interaktionen und Beziehungen der Familienmitglieder untereinander. Kommunikation verläuft meist nicht direkt, sondern über den Narzissten als zentrale Kontrollinstanz. Dies führt zu einer Triangulation, bei der Beziehungen zwischen Familienmitgliedern durch den Narzissten vermittelt und manipuliert werden. So kann er beispielsweise Konflikte schüren oder die Familienmitglieder gegeneinander ausspielen, um seine Machtposition zu festigen. Die rigiden Machtstrukturen verhindern eine gesunde Entwicklung von Autonomie und Individualität. Die Bedürfnisse der Familienmitglieder werden den Bedürfnissen des Narzissten untergeordnet. Ein Ausbrechen aus dieser Hierarchie und den damit verbundenen Rollenmustern wird oft mit Liebesentzug oder anderen Sanktionen geahndet. Um diesen Kreislauf zu durchbrechen, ist es für Betroffene wichtig, die Mechanismen der Machtausübung zu verstehen und sich schrittweise aus der Abhängigkeit vom Narzissten zu lösen. Ein erster Schritt kann darin bestehen, die eigene Position innerhalb des Systems zu erkennen und

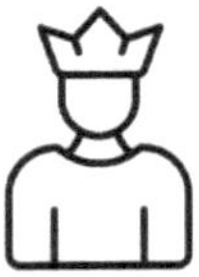

die damit verbundenen dysfunktionalen Verhaltensweisen zu reflektieren. Unter anderem kann der Aufbau eines unterstützenden Netzwerks außerhalb der Familie hilfreich sein, um neue Beziehungsmuster zu erlernen und die eigene Selbstwirksamkeit zu stärken.

Gut zu wissen

Dysfunktionale Systeme

In Familien mit narzisstischer Persönlichkeitsstörung zeigen sich oft dysfunktionale Systeme, die durch starre Regeln, unausgesprochene Erwartungen und ungesunde Kommunikationsmuster gekennzeichnet sind. Diese Systeme dienen oft dazu, die Bedürfnisse des Narzissten zu erfüllen und seine Machtposition zu sichern, während die Bedürfnisse anderer Familienmitglieder vernachlässigt werden.

Selbstwirksamkeit

Die Selbstwirksamkeit, also das Vertrauen in die eigene Fähigkeit, Ziele zu erreichen und Herausforderungen zu bewältigen, kann bei Menschen, die in Familien mit narzisstischen Persönlichkeitsstörungen aufgewachsen sind, stark beeinträchtigt sein. Durch die ständige Abwertung und Kontrolle durch den Narzissten entwickeln sie oft Selbstzweifel und ein geringes Selbstwertgefühl.

Machtdynamiken in narzisstischen Familiensystemen

Machtverteilung innerhalb einer von Narzissmus betroffenen Familie.

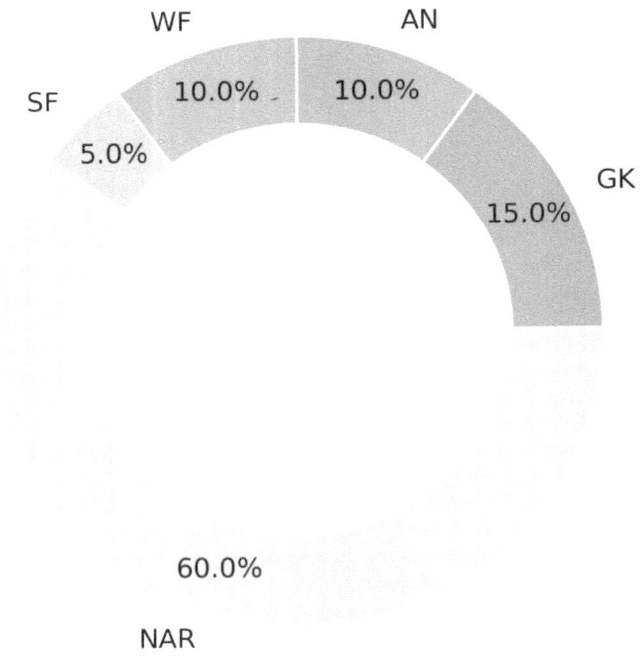

AN: Ermöglicher

NAR: Narzisst

WF: Weitere Familienmitglieder

GK: Goldenes Kind

SF: Sündenbock

Diese Grafik veranschaulicht das typische Machtungleichgewicht in Familien, in denen eine narzisstische Persönlichkeitsstörung vorliegt. Der Narzisst hält einen unverhältnismäßig großen Anteil der Macht und kontrolliert häufig Ressourcen, Narrative und emotionale Reaktionen. Familienmitglieder können Überlebensrollen einnehmen (z.B. Ermöglicher, Sündenbock, Goldenes Kind) mit begrenzter Macht, was sich auf ihr individuelles Wohlbefinden und die Familiendynamik als Ganzes auswirkt. Diese Visualisierung betont die ungleiche Verteilung von Macht und Kontrolle, ein Hauptmerkmal dieser Familiensysteme.

Kommunikationsblockaden

Kommunikationsblockaden entstehen in Familien mit narzisstischen Persönlichkeitsstörungen durch die rigiden Rollenmuster und Machthierarchien. Die Kommunikation innerhalb des Systems wird vom Narzissten kontrolliert und manipuliert, was zu indirekten und dysfunktionalen Austauschmustern führt. Nicht selten werden Familienmitglieder durch den Narzissten gegeneinander ausgespielt, wodurch eine offene und ehrliche Kommunikation nahezu unmöglich wird. Diese Triangulation dient der Machterhaltung des Narzissten und verhindert eine authentische Beziehungsgestaltung zwischen den anderen Familienmitgliedern. Ein Kind, das mit einem narzisstischen Elternteil aufwächst, erlebt diese Kommunikationsstörungen besonders intensiv. Es lernt früh, dass seine Bedürfnisse und Gefühle nicht zählen und dass es für das emotionale Wohlbefinden des Elternteils verantwortlich ist. Aggressives Verhalten seitens des narzisstischen Elternteils verstärkt diese Erfahrung und führt zu Traumata und psychischen Belastungen beim Kind. Um sich vor weiterem Schmerz zu schützen, kann das Kind emotionale Distanz zum Elternteil aufbauen und die Kommunikation auf ein Minimum reduzieren. Das Verständnis für die narzisstischen Verhaltensweisen des Elternteils kann dem Kind helfen, Bewältigungsstrategien zu entwickeln und die Kommunikationsblockaden schrittweise zu überwinden. Auch in Beziehungen mit narzisstischen Partnern treten ähnliche Kommunikationsmuster auf. Die übermäßigen Ansprüche an besondere Behandlung und die fehlende Empathie des Narzissten führen zu Instabilität und Konflikten. Ein Kreislauf aus Idealisierung und Abwertung prägt die Beziehung und erschwert eine konstruktive Kommunikation. Hypersensible Reaktionen auf vermeintliche Kränkungen und ein ständiges Gefühl der Paranoia tragen zusätzlich zur Kommunikationsstörung bei. Die Betroffenen fühlen sich oft unverstanden und abgewertet. Sie lernen, ihre eigenen Bedürfnisse zurückzustellen und sich an die Erwartungen des Narzissten anzupassen, um Konflikte zu vermeiden. Dies führt langfristig zu einem Verlust an Selbstwertgefühl und Autonomie. So

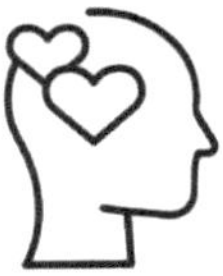

könnte ein Partner die übermäßigen Ausgaben des narzisstischen Partners vertuschen, um dessen Wut zu vermeiden und den Familienfrieden zu wahren. Dieses Verhalten, auch Enabling genannt, verstärkt jedoch die narzisstischen Muster und verhindert eine Veränderung der dysfunktionalen Dynamik. Um aus diesem Kreislauf auszubrechen, ist es unerlässlich, die Mechanismen narzisstischer Kommunikation zu verstehen und sich aktiv für eine Veränderung einzusetzen. Der Aufbau eines unterstützenden Netzwerks außerhalb der Familie kann Betroffenen helfen, neue Kommunikationsmuster zu erlernen und die eigene Selbstwirksamkeit zu stärken. Die Auseinandersetzung mit den eigenen Verhaltensweisen und die Entwicklung von Strategien zur Selbstfürsorge sind weitere wichtige Schritte auf dem Weg zu einer gesünderen Kommunikation und erfüllenden Beziehungen. Die Erkenntnis, dass Expertenmeinungen und Ratschläge vom Narzissten oft abgewertet oder ignoriert werden, kann ebenfalls hilfreich sein. Dies erklärt, warum Versuche, den Narzissten zur Veränderung zu bewegen, häufig scheitern. Stattdessen ist es ratsam, den Fokus auf die eigenen Bedürfnisse und Grenzen zu legen und sich aus der Abhängigkeit vom Narzissten zu lösen.

Gut zu wissen

Dysfunktionalen

Dysfunktionale Kommunikationsmuster in Familien mit narzisstischen Mitgliedern sind gekennzeichnet durch indirekte, manipulative und unklare Botschaften. Diese Art der Kommunikation dient oft der Machtausübung, der Vermeidung von Verantwortung und der Aufrechterhaltung von Konflikten, anstatt einer konstruktiven Lösungssuche oder dem Ausdruck echter Gefühle.

Hypersensible

Im Zusammenhang mit narzisstischen Persönlichkeitsstörungen bezieht sich Hypersensibilität auf übertriebene Reaktionen auf Kritik oder Zurückweisung. Narzissten können selbst geringfügige Kritik als persönlichen Angriff interpretieren und mit Wut, Abwehr oder Gegenangriffen reagieren. Diese Überempfindlichkeit erschwert die Kommunikation und den Aufbau gesunder Beziehungen.

Triangulation

Im Kontext narzisstischer Familiendynamiken beschreibt Triangulation eine manipulative Strategie, bei der der Narzisst ein drittes Familienmitglied in Konflikte hineinzieht, um Kontrolle und Macht auszuüben und die Beziehungen der anderen zu schwächen. Dies verhindert direkte Kommunikation und fördert Abhängigkeiten vom Narzissten.

Kommunikationsblockaden und Konflikteskalation

Korrelation zwischen Kommunikationsblockaden und Konfliktintensität in Familien, die von narzisstischer Persönlichkeitsstörung betroffen sind.

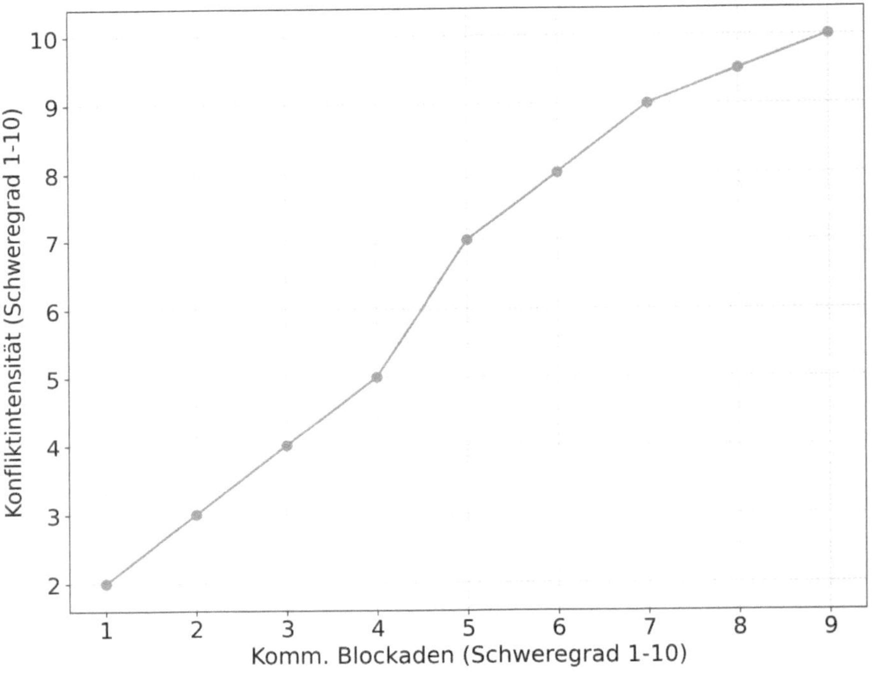

Das Diagramm zeigt eine starke positive Korrelation zwischen Kommunikationsblockaden und der Intensität von Konflikten. Je eingeschränkter und dysfunktionaler die Kommunikation wird, desto stärker eskalieren die Konflikte. Dies deutet darauf hin, dass offene und ehrliche Kommunikation entscheidend für die Minderung von Konflikten ist, besonders in Familien, die mit den Herausforderungen einer narzisstischen Persönlichkeitsstörung konfrontiert sind. Die Steilheit der Kurve zeigt, dass selbst kleine Zunahmen von Kommunikationsblockaden zu unverhältnismäßig großen Steigerungen der Konfliktintensität führen können.

Konkrete Ratschläge

- Versetzen Sie sich in die Lage jedes einzelnen Familienmitglieds, um deren Motive und Bedürfnisse besser zu verstehen.
- Entwickeln Sie eine eigene „Familienkonstitution“ mit klaren Regeln für respektvolle Kommunikation und den Umgang mit Konflikten.
- Brechen Sie den Kreislauf der Triangulation, indem Sie direkt mit der betroffenen Person sprechen, statt über den Narzissten.
- Schaffen Sie sich einen persönlichen Rückzugsort, an dem Sie Ihre Batterien aufladen und Ihre emotionale Stabilität stärken können.
- Nutzen Sie kreative Ausdrucksformen wie Malen, Schreiben oder Musik, um Ihre Gefühle und Erfahrungen zu verarbeiten.
- Identifizieren Sie Ihre eigenen ungesunden Verhaltensmuster im Umgang mit dem Narzissten und entwickeln Sie alternative Handlungsweisen.
- Üben Sie, „Nein“ zu sagen, ohne sich schuldig zu fühlen oder rechtfertigen zu müssen.
- Entwickeln Sie ein starkes Selbstwertgefühl, das unabhängig von der Anerkennung des Narzissten ist.
- Suchen Sie sich Verbündete innerhalb oder außerhalb der Familie, die Sie in Ihrem Prozess unterstützen.
- Konzentrieren Sie sich auf die Gegenwart und die Zukunft, anstatt in der Vergangenheit zu verweilen.
- Feiern Sie Ihre kleinen Erfolge und Fortschritte auf dem Weg zu einer gesünderen Familiendynamik.
- Erlauben Sie sich, professionelle Hilfe in Anspruch zu nehmen, um die komplexen Dynamiken zu verstehen und zu bewältigen.

Rückblick - 2. Narzissmus in Familienbeziehungen

Narzissmus in Familienbeziehungen stellt Betroffene vor immense Herausforderungen. Die Dynamik ist geprägt von Machtungleichgewichten, manipulativer Kommunikation und starren Rollenmustern, die das emotionale Wohlbefinden aller Familienmitglieder beeinträchtigen können. Kinder narzisstischer Eltern wachsen oft in einer Umgebung auf, in der ihre Bedürfnisse vernachlässigt und ihre Gefühle instrumentalisiert werden. Dies kann zu Bindungsstörungen, Schwierigkeiten mit der Selbstregulation und einer verzerrten Selbstwahrnehmung führen. Auch Partner von Narzissten erleben häufig einen Kreislauf aus Idealisierung und Abwertung, der zu emotionaler Abhängigkeit und einem Verlust an Selbstwert führt. Das Erkennen dieser dysfunktionalen Muster ist der erste Schritt zur Veränderung.

Um den negativen Auswirkungen des Narzissmus in der Familie entgegenzuwirken, ist es wichtig, Bewältigungsstrategien zu entwickeln. Als Kind eines narzisstischen Elternteils können Sie lernen, Ihre eigenen Bedürfnisse und Gefühle wahrzunehmen und zuzulassen. Führen Sie ein Tagebuch, um Ihre Emotionen zu reflektieren und gesunde Ausdrucksmöglichkeiten zu finden. Suchen Sie sich Unterstützung bei Freunden, Familienmitgliedern oder einem Therapeuten. Der Aufbau eines stabilen Selbstwertgefühls, das nicht von externer Anerkennung abhängig ist, ist ebenfalls zentral. Konzentrieren Sie sich auf Ihre Stärken und akzeptieren Sie Ihre Schwächen. Als Partner eines Narzissten ist es wichtig, klare Grenzen zu setzen und die eigene Autonomie zu wahren. Lernen Sie, manipulative Kommunikationsmuster zu erkennen und sich davon zu distanzieren. Professionelle Hilfe kann Ihnen dabei helfen, die Dynamik der Beziehung zu verstehen und neue, gesunde Verhaltensweisen zu erlernen.

Die Herausforderungen bei der Umsetzung dieser Strategien sind nicht zu unterschätzen. Die Konfrontation mit narzisstischen Verhaltensweisen kann schmerzhaft sein und Widerstand hervorrufen. Rückfälle in alte Muster sind normal und sollten Sie nicht entmutigen. Seien Sie geduldig mit sich selbst und suchen Sie sich kontinuierlich Unterstützung. Besonders wichtig ist es, sich realistische Ziele zu setzen. Eine vollständige Veränderung des narzisstischen Familienmitglieds ist unwahrscheinlich. Konzentrieren Sie sich stattdessen darauf, Ihre eigene Situation zu verbessern und Ihr Wohlbefinden zu schützen. Das Loslösen von der Abhängigkeit vom Narzissten ist ein Prozess, der Zeit und Energie erfordert. Es kann hilfreich sein, sich professionelle Unterstützung zu suchen, um die eigenen Ressourcen zu stärken und neue Perspektiven zu gewinnen.

Der Umgang mit Narzissmus in Familienbeziehungen ist eine komplexe Aufgabe, die Mut und Ausdauer erfordert. Dennoch ist es möglich, die negativen Auswirkungen zu minimieren und ein erfülltes Leben zu führen. Indem Sie Ihre eigenen Bedürfnisse und Grenzen ernst nehmen, gesunde Kommunikationsmuster erlernen und sich Unterstützung suchen, können Sie die dysfunktionale Familiendynamik überwinden und zu mehr emotionaler Stabilität und Wohlbefinden finden. Vergessen Sie nicht: Ihr Wohlbefinden hat Priorität. Investieren Sie in sich selbst und Ihre Zukunft.

3. Narzisstischer Missbrauch

Wie erkennt man, wenn aus Zuneigung und Bewunderung eine zerstörerische Dynamik wird? In vielen Beziehungen entwickeln sich subtile Verhaltensmuster, die das Selbstwertgefühl des Partners systematisch untergraben. Was zunächst als intensive Aufmerksamkeit erscheint, kann sich zu einem ausgeklügelten System aus Kontrolle und Manipulation entwickeln. Die Grenzen zwischen Liebe und Machtausübung verschwimmen dabei oft schleichend. In diesem Kapitel beleuchten wir die verborgenen Mechanismen, die Betroffene oft erst erkennen, wenn der emotionale Schaden bereits entstanden ist.

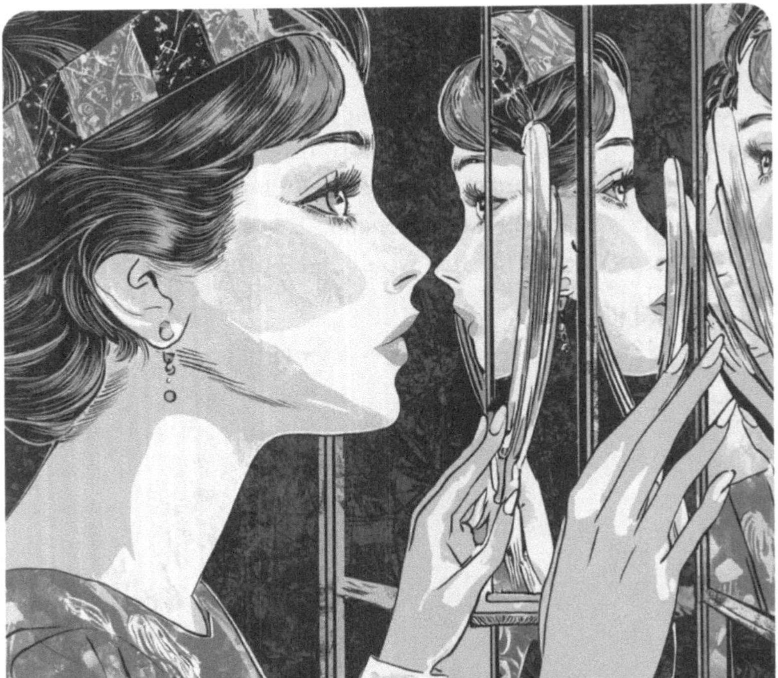

3. 1 Missbrauchsformen

Dieses Kapitel beleuchtet Missbrauchsformen im Kontext narzisstischer Beziehungen und deren Auswirkungen. Psychische Gewalt, von subtilen Herabsetzungen bis hin zu offener Verachtung, zielt auf die systematische Zerstörung des Selbstwertgefühls ab. Soziale Isolation, eine perfide Manipulationstechnik, verstärkt die Abhängigkeit und erschwert den Ausstieg aus der toxischen Beziehung. Erfahren Sie mehr über die Dynamik dieser Missbrauchsmuster und ihre verheerenden Folgen.

Narzisstischer Missbrauch isoliert Opfer sozial und emotional, wodurch sie abhängig werden und der Missbrauch unsichtbar bleibt.

Psychische Gewalt

Psychische Gewalt ist ein häufiges Merkmal in Beziehungen mit Menschen, die von einer narzisstischen Persönlichkeitsstörung betroffen sind. Diese Gewaltform äußert sich subtiler als physische Gewalt und hinterlässt oft tiefe, unsichtbare Narben. Sie dient der Kontrolle und Manipulation und zielt darauf ab, das Selbstwertgefühl des Opfers systematisch zu zerstören. [s40] Die Taktiken reichen von subtilen Sticheleien und Herabsetzungen bis hin zu offener Verachtung und Drohungen. Betroffene erleben ständige Kritik, werden gaslightet – ihre Wahrnehmung der Realität wird in Frage gestellt – und isoliert von ihrem sozialen Umfeld. Ein Partner verbietet beispielsweise dem anderen, bestimmte Freunde zu treffen, kontrolliert dessen Finanzen oder überwacht die Kommunikation. Die emotionale dysregulation des Narzissten führt oft zu Wutausbrüchen und dramatischen Szenen, die das Opfer zusätzlich belasten und einschüchtern. [s41] Diese Erfahrungen können zu schwerwiegenden psychischen Problemen wie Angststörungen, Depressionen und posttraumatischen Belastungsstörungen führen. Die Forschung zeigt einen Zusammenhang zwischen narzisstischen Eigenschaften und psychischer Gewalt, besonders in Form von Intimitätsgewalt. [s42] Vulnerable Narzissten, die unter ihrer grandiosen Fassade eine tiefe Unsicherheit verbergen, zeigen dabei eine stärkere Tendenz zu psychischer Gewalt als grandiose Narzissten. [s42] Interessant ist, dass Studien zwar einen Zusammenhang zwischen Narzissmus und psychischer bzw. Cyber-Gewalt belegen, aber keinen signifikanten Zusammenhang mit physischer Gewalt feststellen konnten. [s42] Ein möglicher Grund hierfür ist die verstärkte Nutzung von Selbstberichtsfragebögen in den Studien, welche die Ergebnisse verzerren könnten. [s42] Zusätzlich spielen Kindheitserfahrungen, wie emotionale Vernachlässigung und Missbrauch, eine bedeutende Rolle bei der Entwicklung narzisstischer

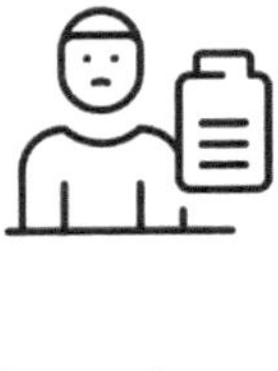

Persönlichkeitsmerkmale. [s43] Diese Adverse Childhood Experiences (ACEs) können in dysfunktionalen Familien, geprägt von Armut und Konflikten, die Entstehung von Narzissmus verstärken. [s43] Eltern, die ihr Kind einerseits übermäßig loben und andererseits scharf kritisieren, fördern die Entwicklung eines grandiosen Narzissmus, während Missbrauch und Vernachlässigung eher mit vulnerablen Narzissmus einhergehen. [s43] Die daraus resultierenden emotionalen Defizite und ungesunden Bewältigungsstrategien können zu verschiedenen Persönlichkeitsstörungen, einschließlich der narzisstischen Persönlichkeitsstörung, führen. [s43] Das Verständnis dieser komplexen Zusammenhänge ist entscheidend, um die Dynamik von psychischer Gewalt in Beziehungen mit narzisstischen Personen zu erkennen und Betroffenen geeignete Unterstützung anzubieten.

Formen emotionalen Missbrauchs (Kontext narzisstische Persönlichkeitsstörung)

Verteilung von Taktiken emotionalen Missbrauchs.

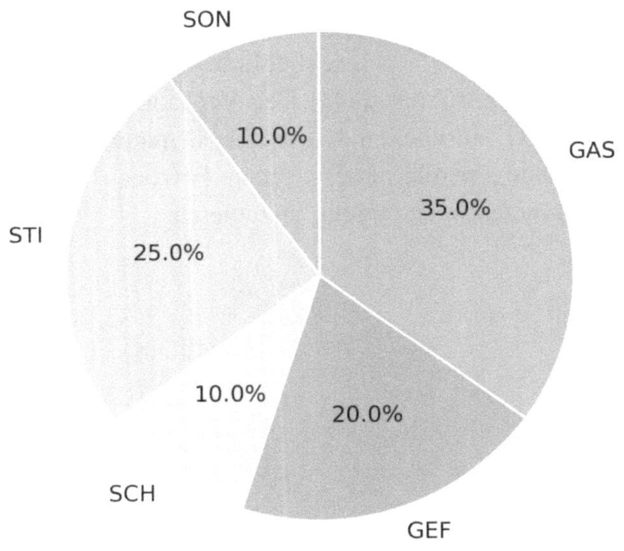

GAS: Gaslighting

GEF: Gefühlsmanipulation

SCH: Schmälerung von Gefühlen

SON: Sonstige Taktiken (z.B. Herabwürdigung, Beschämung)

STI: Schweigetaktik

Die Grafik zeigt die Prävalenz von Gaslighting als primäre Taktik, was auf eine bewusste Manipulation der Realitätswahrnehmung des Opfers hindeutet. Während Schweigetaktik und Gefühlsmanipulation bedeutende Anteile darstellen, unterstreicht die Präsenz anderer Taktiken die vielschichtige Natur des emotionalen Missbrauchs in diesem Kontext. Die Kombination dieser Taktiken kann ein zutiefst schädigendes und verwirrendes Umfeld für das Opfer schaffen.

Soziale Isolation

Soziale Isolation ist eine häufige Manipulationstechnik in Beziehungen mit narzisstisch geprägten Personen. Der Betroffene wird schrittweise vom gewohnten Umfeld getrennt, was seine Abhängigkeit vom Partner verstärkt und ihn gleichzeitig emotional schwächt. Diese Isolation kann verschiedene Formen annehmen: Die Person wird von Freunden und Familie ferngehalten, indem der Partner Beziehungen schlechtredet oder Streit provoziert. Gemeinsame Aktivitäten werden reduziert, Hobbys infrage gestellt oder der Kontakt zu Arbeitskollegen sabotiert. So wird der Betroffene zunehmend auf den Partner als einzige Bezugsperson fixiert. Dies erschwert nicht nur die Wahrnehmung des Missbrauchs, sondern auch das spätere Loslösen aus der Beziehung. Wächst beispielsweise der Druck im familiären Umfeld, die Beziehung zu beenden, fehlt dem Betroffenen die Unterstützung, diesen Schritt zu wagen. Die Isolation verstärkt zudem die emotionale Abhängigkeit und das Gefühl der Ohnmacht. [s44] Die Forschung unterstreicht, dass insbesondere jüngere Frauen verstärkt von solchen Isolationsversuchen betroffen sind und dadurch in Beziehungen manipuliert werden. [s44] Zusätzlich können emotionale Blockaden, die sowohl bei Betroffenen von narzisstischem Missbrauch als auch bei Menschen mit Persönlichkeitsstörungen auftreten. die Isolation noch verstärken und den Ausstieg erschweren. [s45] Der Rückzug ins Innere und die Schwierigkeit, Gefühle auszudrücken, verhindern, sich anderen anzuvertrauen und Hilfe zu suchen. Die Kombination aus sozialer Isolation und emotionaler Hemmung erzeugt eine Spirale der Abhängigkeit und verstärkt die Ohnmacht des Opfers.

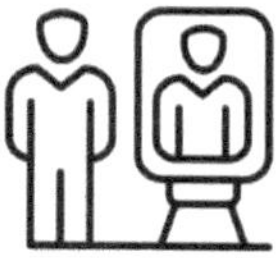

Gut zu wissen

Manipulation

Manipulation ist eine Form des Missbrauchs, bei der der Narzisst versucht, das Denken, Fühlen und Handeln des Opfers zu kontrollieren, um seine eigenen Bedürfnisse zu befriedigen. Dies geschieht oft subtil und schleichend, sodass das Opfer die Manipulation zunächst nicht erkennt.

Spirale der Abhängigkeit

Die Spirale der Abhängigkeit beschreibt den Prozess, bei dem das Opfer durch die Manipulationen des Narzissten immer abhängiger von ihm wird. Die Isolation, emotionale Abhängigkeit und Ohnmacht verstärken sich gegenseitig und machen es dem Opfer immer schwerer, sich aus der Beziehung zu lösen.

Soziale Isolationstaktiken

Häufigkeit der von Narzissten verwendeten Isolationstaktiken.

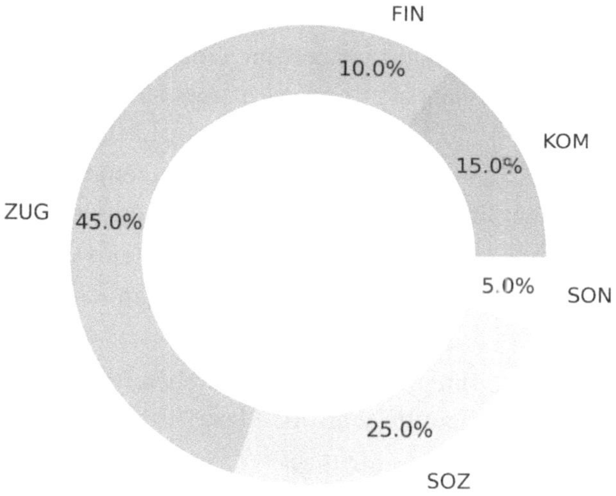

FIN: Finanzielle Abhängigkeit schaffen

KOM: Kommunikation manipulieren (Telefon, E-Mail)

SON: Sonstiges (z.B. Umzug, Sabotage)

SOZ: Soziale Kontakte einschränken

ZUG: Zugang zu Familie/Freunden kontrollieren

Die Kontrolle des Zugangs zu Freunden und Familie stellt den größten Teil der eingesetzten Taktiken dar und unterstreicht den Fokus des Narzissten auf die Einschränkung externer Unterstützungssysteme. Die Einschränkung sozialer Kontakte und die Manipulation der Kommunikation tragen weiter zur Isolation des Opfers bei und zeigen ein Muster von Kontrolle und Dominanz. Finanzielle Abhängigkeit verstärkt diese Isolation, indem sie die Autonomie und Fluchtmöglichkeiten des Opfers einschränkt.

Konkrete Ratschläge

- Verknüpfen Sie die erlebten Missbrauchsformen mit konkreten Körperempfindungen, um Ihre Wahrnehmung zu schärfen.
- Entwickeln Sie ein Frühwarnsystem für narzisstische Manipulation, indem Sie Ihre typischen Reaktionen in missbräuchlichen Situationen analysieren.
- Nutzen Sie die Erkenntnisse über Ihre eigenen Schwachstellen, um gezielt Ihre Widerstandskraft gegen manipulative Taktiken zu stärken.
- Stellen Sie sich die Frage: „Was würde ich einem Freund raten, der in der gleichen Situation ist?" und folgen Sie diesem Rat.
- Entwickeln Sie ein Notfall-Kit mit positiven Affirmationen, inspirierenden Zitaten und Fotos von Menschen, die Ihnen Kraft geben.
- Visualisieren Sie Ihren Weg aus der toxischen Beziehung und halten Sie die einzelnen Schritte schriftlich fest.
- Suchen Sie sich einen symbolischen Gegenstand, der Sie an Ihre Stärke und Ihren Wert erinnert und tragen Sie ihn bei sich.
- Entwickeln Sie ein Mantra, das Ihnen hilft, in schwierigen Momenten Ihre innere Ruhe und Stärke wiederzufinden.
- Definieren Sie Ihre persönlichen Grenzen und kommunizieren Sie diese klar und deutlich, auch wenn es Ihnen schwerfällt.
- Üben Sie, sich selbst zu beruhigen und Ihre Emotionen zu regulieren, beispielsweise durch bewusstes Atmen oder progressive Muskelentspannung.
- Belohnen Sie sich für jeden Schritt, den Sie aus der toxischen Dynamik heraus machen, egal wie klein er ist.

3. 2 Täterstrategien

Narzisstischer Missbrauch basiert auf gezielten Täterstrategien, die das Opfer systematisch verunsichern und kontrollieren. Gaslighting, Manipulation und die Erzeugung von Abhängigkeit sind nur einige der Mechanismen, die zur Realitätsverzerrung und emotionalen Destabilisierung führen. Diese Taktiken greifen den Selbstwert des Opfers an und erschweren die Befreiung aus der toxischen Beziehung. Die Folgen reichen von Selbstzweifeln und Verlust der Urteilsfähigkeit bis hin zu sozialer Isolation und finanzieller Abhängigkeit. Das Erkennen dieser Strategien ist der erste Schritt zur Wiedererlangung von Kontrolle und Selbstbestimmung. Verstehen Sie die Mechanismen narzisstischen Missbrauchs und gewinnen Sie die Kraft, sich zu schützen.

Die manipulative Taktik der Täter, die Realität des Opfers zu verzerren, dient dazu, Abhängigkeit zu schaffen und die toxische Dynamik aufrechtzuerhalten.

Gaslighting Mechanismen

Gaslighting zielt darauf ab, die Wahrnehmung der Realität des Opfers zu verzerren. Der Täter manipuliert das Opfer, indem er dessen Erinnerungen, Gedanken und Wahrnehmungen systematisch in Frage stellt. [s46] Dies kann durch Leugnen von vergangenen Ereignissen geschehen, z.B. behauptet der Täter, etwas nie gesagt oder getan zu haben, obwohl das Opfer sich deutlich daran erinnert. Eine weitere Taktik ist das Umdrehen von Tatsachen, bei der dem Opfer die Schuld für die Misshandlungen zugeschoben wird. Der Täter argumentiert, das Opfer habe ihn provoziert oder sei selbst für die Eskalation verantwortlich. [s46] Diese andauernde Infragestellung der eigenen Wahrnehmung führt beim Opfer zu Selbstzweifeln und Unsicherheit. Es beginnt, an seinem eigenen Verstand zu zweifeln und verliert das Vertrauen in seine Urteilsfähigkeit. Zusätzlich zu diesen direkten Angriffen auf die Wahrnehmung des Opfers können auch subtilere Formen der Manipulation eingesetzt werden. So können Täter beispielsweise die Gefühle des Opfers abwerten oder trivialisieren. Aussagen wie "Du bist zu empfindlich" oder "Du übertreibst" dienen dazu, die emotionale Reaktion des Opfers zu delegitimieren und es weiter zu verunsichern. [s47] Diese emotionale Misshandlung kann auch durch Isolation verstärkt werden. Der Täter versucht, das soziale Netz des Opfers zu zerstören, indem er dessen Kontakte zu Freunden und Familie untergräbt. [s47] Die zunehmende Isolation führt zu einer stärkeren Abhängigkeit vom Täter und erschwert es dem Opfer, sich Hilfe zu suchen oder die Beziehung zu verlassen. Die Kombination aus direkter Manipulation der Wahrnehmung und subtiler emotionaler Misshandlung erzeugt ein Klima der Angst und Unsicherheit, das es dem Opfer schwer macht, die Situation klar zu beurteilen und sich aus der toxischen Dynamik zu befreien. Um dem entgegenzuwirken, ist es hilfreich, ein Tagebuch zu führen, in dem eigene Wahrnehmungen und Erlebnisse dokumentiert

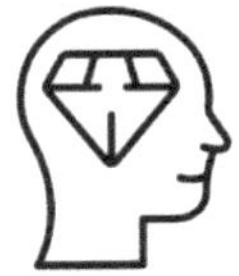

werden. Dies kann helfen, die eigene Realität zu festigen und sich gegen die manipulativen Taktiken des Täters zu behaupten.

Gut zu wissen

Gaslighting

Eine Form psychischer Manipulation, bei der das Opfer systematisch verunsichert und an seiner eigenen Wahrnehmung der Realität zweifeln gelassen wird. Der Täter leugnet Ereignisse, verdreht Tatsachen und schiebt dem Opfer die Schuld zu, um Macht und Kontrolle auszuüben.

Isolation

Eine Täterstrategie, bei der das Opfer von seinem sozialen Umfeld abgeschnitten wird. Durch die Untergrabung von Kontakten zu Freunden und Familie wird die Abhängigkeit vom Täter verstärkt und das Hilfe suchen erschwert.

Manipulation

Die gezielte Beeinflussung des Denkens, Fühlens und Handelns einer Person, um die eigenen Ziele zu erreichen. Im Kontext narzisstischer Täterstrategien dient Manipulation dazu, das Opfer zu kontrollieren, abhängig zu machen und auszunutzen.

Toxisch

Bezeichnet eine Beziehung oder Dynamik, die durch negative und schädliche Verhaltensweisen geprägt ist. In toxischen Beziehungen wird emotionale oder psychische Gewalt ausgeübt, was zu langfristigen Schäden für das Opfer führen kann.

Gaslighting-Taktiken

Häufigkeit von Gaslighting-Techniken

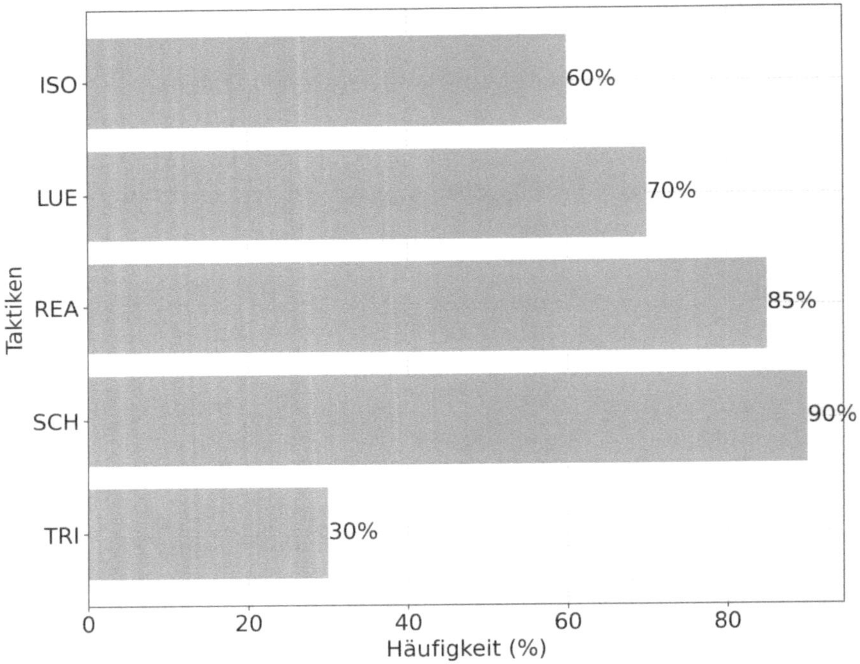

ISO: Isolieren

LUE: Lügen und Abstreiten

REA: Realität verzerren

SCH: Schuldzuweisung

TRI: Trivialisierung

Das horizontale Balkendiagramm visualisiert die relative Häufigkeit verschiedener Gaslighting-Techniken. 'Lügen und Abstreiten' sowie 'Realität verzerren' werden am häufigsten eingesetzt, während 'Schuldzuweisung' und 'Trivialisierung' ebenfalls signifikant vertreten sind. 'Isolieren' wird vergleichsweise seltener angewendet, ist aber dennoch eine ernstzunehmende Taktik.

Abhängigkeitserzeugung

Abhängigkeit entsteht im Kontext narzisstischen Missbrauchs nicht zufällig, sondern wird gezielt durch den Täter konstruiert. Neben gaslighting, Isolation und manipulation existieren weitere Mechanismen, die die Abhängigkeit des Opfers verstärken. Der Täter nutzt die Bedürfnisse des Opfers nach Anerkennung und Bestätigung aus, indem er diese zunächst übermäßig befriedigt und anschließend entzieht. Diese wechselhafte Dynamik aus idealisierendem Lob und abwertender Kritik erzeugt ein emotionales Hoch und Tief, das dem Opfer die Orientierung nimmt und es an den Täter bindet [s48]. Ähnlich wie bei einer Sucht, entwickelt das Opfer ein starkes Verlangen nach den positiven Momenten und versucht, diese durch Anpassung an die Wünsche des Täters wiederherzustellen. Der eigene Selbstwert wird zunehmend vom Verhalten des Täters abhängig. Die Selbstregulation des Opfers, also die Fähigkeit, eigene Emotionen und Bedürfnisse zu steuern, wird durch die ständigen Schwankungen zwischen Idealisierung und Abwertung sabotiert [s48]. Das Opfer verliert das Vertrauen in die eigene Wahrnehmung und Urteilsfähigkeit und verlässt sich immer stärker auf die Einschätzung des Täters. Diese Dynamik kann sich auch in der finanziellen Abhängigkeit manifestieren, wenn der Täter dem Opfer den Zugang zu Ressourcen kontrolliert oder beschränkt. So wird die Selbstständigkeit des Opfers systematisch untergraben und die Abhängigkeit vom Täter gefestigt. Ein Weg, dieser Abhängigkeit entgegenzuwirken, besteht darin, sich auf die eigenen Bedürfnisse und Ressourcen zu konzentrieren und schrittweise die Kontrolle über das eigene Leben zurückzugewinnen. Das kann bedeuten, finanzielle Unabhängigkeit anzustreben, soziale Kontakte wiederaufzubauen und professionelle Unterstützung in Anspruch zu nehmen.

Gut zu wissen

Abwertung

Im Gegensatz zur Idealisierungsphase wird das Opfer in der Abwertungsphase kritisiert, abgewertet und gedemütigt. Der Täter versucht, das Selbstwertgefühl des Opfers zu zerstören und es von sich abhängig zu machen. Die Abwertung kann subtil oder offen aggressiv erfolgen.

Idealisierung

In der Idealisierungsphase überschüttet der Täter das Opfer mit Aufmerksamkeit, Komplimenten und Liebesbekundungen. Das Opfer fühlt sich besonders und wertgeschätzt. Diese Phase dient dazu, das Opfer emotional an den Täter zu binden und die Grundlage für die spätere Abwertung zu schaffen.

Abhängigkeitsentwicklung über Zeit

Visualisierung der zunehmenden Zielabhängigkeit von einem Narzissten im Zeitverlauf.

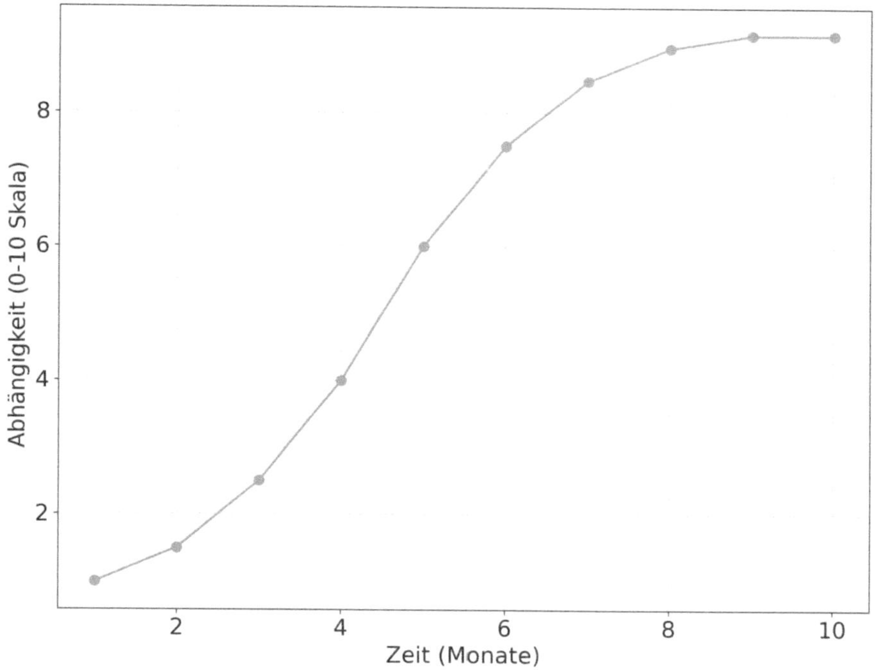

Der Graph zeigt einen deutlichen Aufwärtstrend in der Zielabhängigkeit. Die anfänglichen Phasen zeigen einen langsameren Anstieg, der wahrscheinlich die Anbahnungsphase darstellt. Der steilere Anstieg deutet auf einen Punkt hin, an dem der Narzisst die Kontrolle verstärkt und das Unterstützungsnetzwerk des Ziels erodiert. Das Plateau könnte das maximale Abhängigkeitsniveau des Ziels anzeigen oder einen Punkt, an dem die Taktiken des Narzissten aufgrund der erschöpften Ressourcen des Ziels weniger effektiv werden.

Realitätsverzerrung

Realitätsverzerrung ist ein Kernbestandteil narzisstischen Missbrauchs und geht über das bereits beschriebene gaslighting hinaus. Sie dient dem Täter dazu, seine eigene Version der Realität zu etablieren und das Opfer zu verunsichern. Neben der direkten Leugnung von Ereignissen und dem Umdrehen von Tatsachen bedient sich der Täter weiterer subtiler Methoden, um die Wahrnehmung des Opfers zu untergraben. So kann er z.B. die Gefühle des Opfers bagatellisieren und ihm einreden, übertrieben oder irrational zu reagieren. Diese Form der emotionalen Invalidierung führt dazu, dass das Opfer an seiner eigenen Wahrnehmung zweifelt und sich zunehmend auf die Sichtweise des Täters verlässt [s49]. Ein weiterer Aspekt der Realitätsverzerrung ist die sogenannte altruistische Verteidigung. Hierbei rechtfertigt der Täter sein missbräuchliches Verhalten, indem er behauptet, im besten Interesse des Opfers zu handeln. Er inszeniert sich als fürsorglich und besorgt, während er gleichzeitig die Kontrolle über das Opfer ausübt und dessen Autonomie einschränkt [s50]. Diese scheinbare Fürsorge macht es für das Opfer besonders schwierig, das manipulative Verhalten zu erkennen und sich dagegen zu wehren. Die ständige Konfrontation mit dieser verzerrten Realität kann beim Opfer zu einer kognitiven Dissonanz führen, einem Zustand psychischer Belastung, der entsteht, wenn widersprüchliche Informationen verarbeitet werden müssen. Um diesem entgegenzuwirken, ist es wichtig, die eigenen Wahrnehmungen und Gefühle zu validieren und sich Unterstützung von außen zu suchen. Der Austausch mit vertrauten Personen oder professionellen Beratern kann helfen, die eigene Realität zu festigen und die manipulativen Taktiken des Täters zu durchschauen. Dadurch kann das Opfer wieder Vertrauen in die eigene Urteilsfähigkeit gewinnen und sich aus der toxischen Dynamik befreien. Das Festhalten an objektiven

Fakten, z.B. durch das Führen eines Tagebuchs, kann ebenfalls dazu beitragen, die manipulative Realitätsverzerrung des Täters zu entlarven.

Realitätsverzerrende Taktiken

Intensität, Häufigkeit und Auswirkung von realitätsverzerrenden Taktiken.

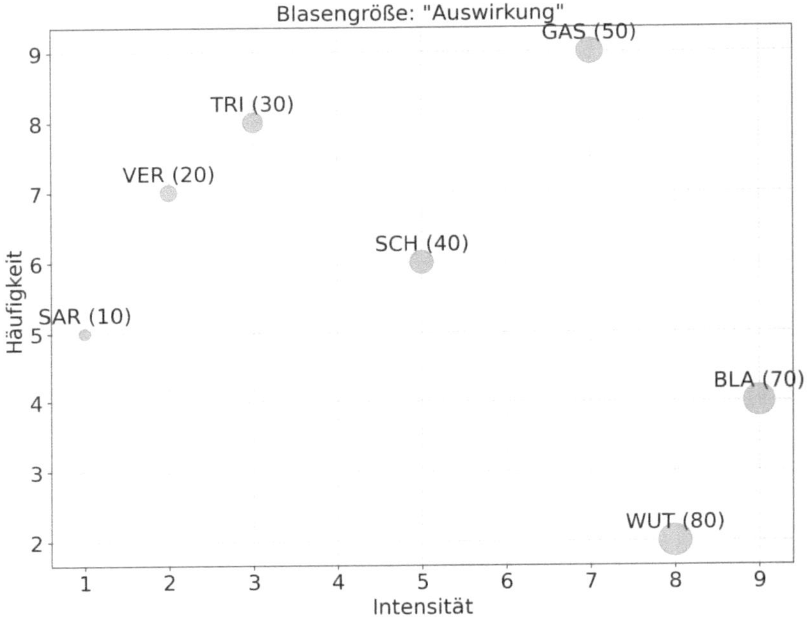

Blasengröße: Auswirkung

BLA: Beschuldigen

GAS: Gaslighting

SAR: Sarkasmus

SCH: Schuldgefühle erzeugen

TRI: Bagatellisieren

VER: Verleugnung

WUT: Wutanfälle

Das Blasendiagramm zeigt eine Gruppe von Taktiken mit hoher Häufigkeit und mittlerer Auswirkung, was darauf hindeutet, dass diese häufig zur Manipulation und Kontrolle eingesetzt werden. Taktiken mit hoher Intensität, auch wenn sie weniger häufig sind, zeigen eine signifikante Auswirkung und verdeutlichen ihr Potenzial für erheblichen emotionalen Schaden. Die Daten betonen die heimtückische Natur dieser Taktiken, wobei einige häufig eingesetzt werden und subtil das Realitätsempfinden des Opfers zersetzen, während andere sparsam, aber mit verheerender Wirkung eingesetzt werden.

Konkrete Ratschläge

- Dokumentieren Sie jedes manipulative Verhalten des Täters detailliert, inklusive Datum, Uhrzeit und genauer Formulierung.
- Entwickeln Sie ein persönliches Signalsystem, das Ihnen hilft, manipulative Situationen frühzeitig zu erkennen, z.B. ein bestimmtes Wort oder eine Geste.
- Üben Sie vor dem Spiegel, selbstbewusst und bestimmt „Nein“ zu sagen, um in realen Situationen souveräner zu reagieren.
- Erstellen Sie eine Liste mit Ihren persönlichen Werten und Bedürfnissen, um sich Ihrer eigenen Prioritäten bewusst zu werden und diese zu schützen.
- Analysieren Sie die Kommunikationsmuster des Täters und identifizieren Sie typische Trigger, die zu manipulativen Verhaltensweisen führen.
- Entwickeln Sie eine Strategie für den Umgang mit diesen Triggern, z.B. das Gespräch beenden oder das Thema wechseln.
- Stellen Sie sich vor, Sie tragen eine Schutzhülle, die manipulative Angriffe abprallen lässt, um sich emotional abzugrenzen.
- Konzentrieren Sie sich in Gesprächen mit dem Täter auf sachliche Informationen und vermeiden Sie emotionale Diskussionen.
- Verlassen Sie den Raum oder beenden Sie das Telefonat, sobald Sie merken, dass Sie in eine manipulative Situation geraten.
- Suchen Sie sich einen "Realitätsanker", eine vertraute Person, der Sie nach einem Gespräch mit dem Täter Ihre Wahrnehmung schildern und überprüfen können.

3. 3 Missbrauchszyklen

Narzisstischer Missbrauch folgt oft wiederkehrenden Mustern, die Betroffene in ihren Bann ziehen und eine toxische Dynamik verfestigen. Dieses Kapitel beleuchtet die verschiedenen Phasen dieser Missbrauchszyklen – von der anfänglichen Idealisierung über die systematische Abwertung bis hin zur finalen Verwerfung. Das Verständnis dieser Phasen ist essenziell, um die Mechanismen narzisstischen Missbrauchs zu durchschauen und die eigene Situation realistisch einzuschätzen. Lesen Sie weiter, um die einzelnen Phasen im Detail kennenzulernen und den Weg aus dem Kreislauf zu finden.

Die anfängliche Idealisierung im narzisstischen Missbrauchszyklus dient der späteren Manipulation und erschwert die spätere Verarbeitung des Missbrauchs, da die Erinnerung an die anfängliche „perfekte“ Beziehung im Kontrast zu den späteren Missbrauchserfahrungen steht.

Idealisierungsphase

Die Idealisierungsphase ist der erste Schritt im Missbrauchszyklus bei narzisstischer Persönlichkeitsstörung und dient der Herstellung einer intensiven Bindung. In dieser Phase überschüttet der Narzisst sein Gegenüber mit Aufmerksamkeit, Komplimenten und Geschenken. Er spiegelt die Wünsche, Werte und Bedürfnisse seines Gegenübers wider, um eine tiefe Verbindung zu suggerieren. Diese scheinbare Seelenverwandtschaft erzeugt im Gegenüber starke positive Gefühle und ein Gefühl der Besonderheit. Der Narzisst präsentiert sich als idealer Partner, Freund oder Kollege – charmant, verständnisvoll und unterstützend. Dieses Verhalten dient dazu, das Vertrauen des Gegenübers schnell zu gewinnen und eine Abhängigkeit zu schaffen. Der intensive Fokus auf das Gegenüber kann dazu führen, dass dieses die eigenen Bedürfnisse und Warnsignale vernachlässigt. Die Idealisierungsphase kann unterschiedlich lange dauern, von wenigen Wochen bis zu mehreren Monaten und endet abrupt, sobald der Narzisst sein Ziel erreicht hat: die Kontrolle über die Beziehung. Etwa könnte ein neuer Partner mit Liebesbekundungen und Geschenken überhäuft werden, nur um kurze Zeit später mit Kritik und abwertung konfrontiert zu werden. Die Erfahrung der Idealisierung kann im späteren Verlauf, etwa in einer Therapie, Verwirrung stiften, da die Erinnerung an die anfängliche „perfekte" Beziehung im Kontrast zu den späteren Missbrauchserfahrungen steht. Die in der Therapie aufkommenden „wahren Eigenschaften" des Patienten können zu einer Verschlechterung des Verhältnisses zum Therapeuten führen [s51]. Die „grandiose Selbstwahrnehmung" des Patienten kann zu häufigen Brüchen in der therapeutischen Beziehung führen, wenn die zugrundeliegende Verletzlichkeit übersehen wird [s51].

Gut zu wissen

Grandiose Selbstwahrnehmung

Narzissten haben eine überhöhte Wahrnehmung ihrer eigenen Wichtigkeit und Fähigkeiten. Sie glauben, besonders und einzigartig zu sein und haben ein starkes Bedürfnis nach Bewunderung. Dieses Selbstbild ist jedoch fragil und wird durch die Abwertung anderer gestützt.

Idealisierung

Die Idealisierungsphase ist die erste Phase im Missbrauchszyklus. Der Narzisst baut mit Liebesbekundungen, Geschenken und intensiver Aufmerksamkeit eine starke Bindung zum Opfer auf. Das Opfer fühlt sich besonders und geliebt. Diese Phase dient dem Narzissten dazu, die Kontrolle über das Opfer zu erlangen.

Idealisierungsphase - Narzisstischer Missbrauchszyklus

Intensität der Verhaltensweisen

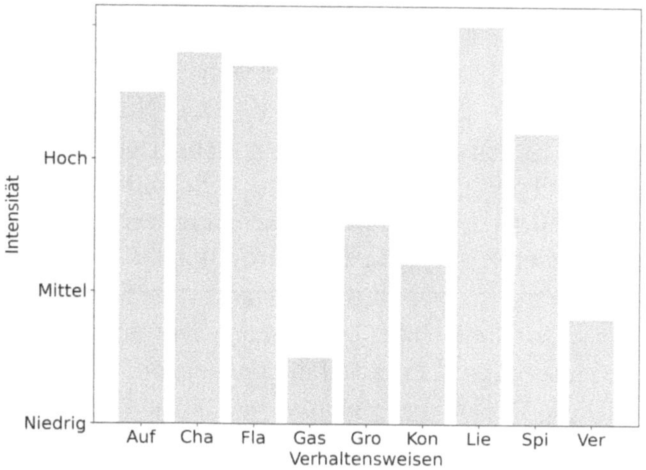

Auf: Aufmerksamkeit

Cha: Charme

Fla: Flattery

Gas: Gaslighting

Gro: Großzügigkeit

Kon: Kontrolle

Lie: Liebesbombardierung

Spi: Spiegelung

Ver: Verwertung

Die Grafik stellt visuell die schwankende Intensität verschiedener Verhaltensweisen während der Idealisierungsphase eines narzisstischen Missbrauchszyklus dar. Die bemerkenswert hohen Levels von Charme und Love-Bombing werden genutzt, um schnell eine starke Bindung und Abhängigkeit zu erzeugen. Während Zeichen von Großzügigkeit vorhanden sein können, dienen diese oft der weiteren Manipulation und Kontrolle. Die relativ niedrigeren Level von Abwertung und Gaslighting zeigen, dass diese Taktiken typischerweise während der anfänglichen Idealisierungsphase weniger prominent sind, obwohl ihr Vorhandensein den kommenden Missbrauch vorausahnen lässt. Diese intensive Idealisierung erzeugt einen starken Kontrast zu den späteren Phasen der Abwertung und Verwerfung, wodurch es für das Opfer schwieriger wird, die missbräuchlichen Muster zu erkennen.

Abwertungsphase

Nach der intensiven Phase der Idealisierung folgt im Zyklus narzisstischen Missbrauchs unweigerlich die Abwertung. Die zuvor übermäßige Bewunderung und Aufmerksamkeit verwandelt sich in Kritik, Geringschätzung und emotionale Kälte. Der Narzisst beginnt, das Selbstwertgefühl seines Gegenübers systematisch zu untergraben, indem er subtile Beleidigungen, Schuldzuweisungen und Manipulationen einsetzt. Lob und Anerkennung werden immer seltener, stattdessen dominieren Vorwürfe und Abwertungen. Das Opfer wird für die kleinsten Fehler verantwortlich gemacht und ständig an seinen vermeintlichen Unzulänglichkeiten erinnert. Die anfängliche Euphorie weicht Verunsicherung, Selbstzweifeln und einem wachsenden Gefühl der Wertlosigkeit. Dieses manipulative Verhalten dient dem Narzissten dazu, die Kontrolle über die Beziehung zu festigen und sein eigenes fragiles Selbstwertgefühl zu stabilisieren. Die Abwertung kann sich in verschiedenen Formen manifestieren, von offenen Beschimpfungen bis hin zu subtilen Sticheleien und passivem aggressivem Verhalten. Beispielsweise könnte ein zuvor als liebevolles Geschenk gefeiertes Schmuckstück nun als Zeichen von schlechtem Geschmack oder Verschwendung kritisiert werden. So wird das Opfer zunehmend verunsichert und beginnt, an der eigenen Wahrnehmung zu zweifeln. Die Abwertungsphase kann sich über einen längeren Zeitraum erstrecken und das Opfer emotional stark belasten. Die ständige Kritik und Geringschätzung führen zu einem Verlust des Selbstvertrauens und der Selbstachtung. Das Opfer beginnt, sich selbst die

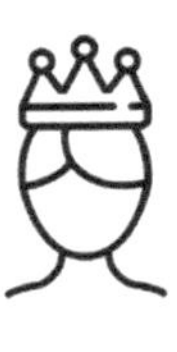

Schuld für die Probleme in der Beziehung zu geben und versucht verzweifelt, den Narzissten zurückzugewinnen, indem es sich seinen Wünschen und Forderungen anpasst. Dieser Kreislauf aus Abwertung und Versöhnungsversuchen festigt die Abhängigkeit des Opfers und ermöglicht es dem Narzissten, seine manipulative Kontrolle weiter auszubauen. Die Abwertung kann sich auch auf andere Lebensbereiche des Opfers auswirken, wie beispielsweise den Beruf, Freundschaften und Familienbeziehungen. Die zunehmende Isolation und der Verlust sozialer Unterstützung verstärken die Abhängigkeit vom Narzissten zusätzlich. Die Abwertungsphase ist ein zentraler Aspekt des Missbrauchszyklus bei narzisstischer Persönlichkeitsstörung und kann schwerwiegende Folgen für die psychische Gesundheit des Opfers haben.

Gut zu wissen

Manipulation

Die gezielte Beeinflussung und Ausnutzung einer Person, um die eigenen Ziele zu erreichen. Im Kontext eines Missbrauchszyklus kann dies durch emotionale Erpressung, Schuldzuweisungen, Lügen oder das Verfälschen von Tatsachen geschehen, um das Opfer zu kontrollieren und abhängig zu machen.

Abwertungstaktiken in narzisstischen Missbrauchszyklen

Verteilung der Abwertungstaktiken, die von narzisstischen Missbrauchstätern verwendet werden.

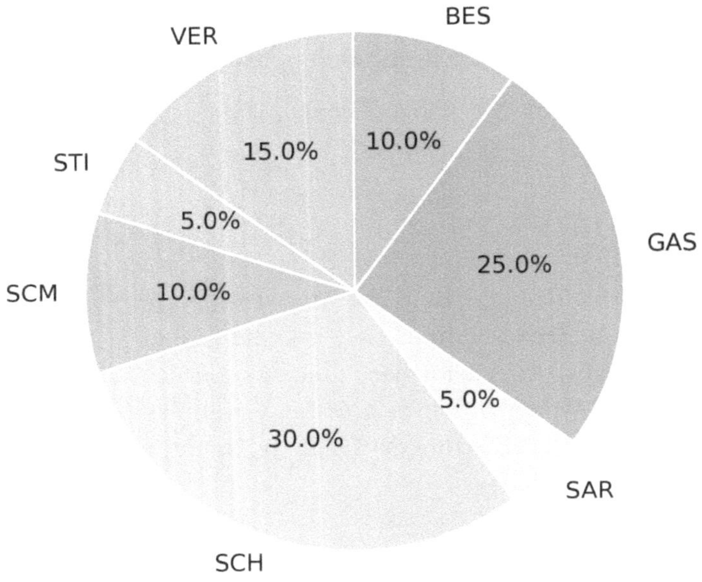

BES: Beschuldigung

GAS: Gaslighting

SAR: Sarkasmus/Lächerlichmachen

SCH: Schweigetaktik

SCM: Schmutzkampagne

STI: Sticheleien/Vergleiche mit Anderen

VER: Verharmlosung

Diese Grafik zeigt die verschiedenen Abwertungstaktiken, die in narzisstischen Missbrauchszyklen eingesetzt werden. Während die Schweigetaktik am häufigsten verwendet zu werden scheint, ist es wichtig, die erheblichen Auswirkungen anderer Taktiken wie Gaslighting und Verleumdungskampagnen zu erkennen. Die Häufigkeit von Trivialisierung und Schuldzuweisung unterstreicht die Tendenz des Missbrauchstäters, Verantwortung zu verschieben und die Erfahrungen des Opfers zu invalidieren. Die kombinierten Auswirkungen dieser Taktiken schaffen eine durchdringende Atmosphäre der Kontrolle und emotionalen Manipulation.

Verwerfungsphase

In der Verwerfungsphase, dem letzten Akt im Zyklus narzisstischen Missbrauchs, entledigt sich der Narzisst endgültig seines Opfers. Die vorherige Abwertung wird nun nicht mehr durch Versöhnungsversuche unterbrochen, sondern kulminiert in offener Ablehnung und Ignoranz. Der Narzisst kann den Kontakt abrupt abbrechen, das Opfer aus seinem Leben verbannen, ohne Erklärung oder mit fadenscheinigen Begründungen. Diese kaltherzige Zurückweisung verstärkt die bereits entstandenen Selbstzweifel und das Gefühl der Wertlosigkeit beim Opfer. Der Narzisst kann so weit gehen, das Opfer aktiv zu diffamieren und gemeinsame Bekannte gegen es aufzuhetzen. Ein plötzlicher Kontaktabbruch nach langer, intensiver Kommunikation kann ein Indiz für diese Phase sein. Die Verwerfungsphase dient dem Narzissten dazu, seine Kontrolle über die Situation zu behalten, selbst wenn er die Beziehung beendet. Das Opfer bleibt oft mit ungeklärten Fragen und tiefer emotionaler Verletzung zurück. Dieses abrupte Ende erschwert die Verarbeitung des Erlebten, da kein Raum für Abschluss oder Auseinandersetzung bleibt. Die Verwerfung kann sich auch subtiler gestalten, indem der Narzisst das Opfer emotional immer weiter distanziert und gleichzeitig neue "Quellen" narzisstischer Zufuhr sucht. Das Opfer spürt die zunehmende Kälte und Gleichgültigkeit, bleibt aber in der Hoffnung auf Besserung in der Beziehung gefangen. So verstärkt sich die Abhängigkeit und der Kontrollverlust des Opfers. [s52] [s53] Der Narzisst profitiert von dieser Dynamik, da er weiterhin seine Bedürfnisse befriedigt, ohne sich verantwortlich fühlen zu müssen. Die Verwerfungsphase ist nicht immer das endgültige Ende der Beziehung. Der Zyklus kann von Neuem beginnen, mit einer erneuten Idealisierungsphase, in der der Narzisst das Opfer zurückgewinnt, oft mit dem Versprechen, sich geändert zu haben. Diese erneute Idealisierung verstärkt die Bindung und macht es dem Opfer noch schwieriger, sich aus dem Missbrauchskreislauf zu lösen. Das

Verständnis dieser Dynamik ist entscheidend, um die Manipulationen des Narzissten zu erkennen und sich aus der toxischen Beziehung zu befreien.

Gut zu wissen

Diffamierung

In der Verwerfungsphase kann ein Narzisst sein Opfer diffamieren, indem er Lügen über es verbreitet, um seinen Ruf zu schädigen und es sozial zu isolieren. Dies dient dazu, die Kontrolle über das Opfer aufrechtzuerhalten und die Schuld für das Beziehungsende von sich zu weisen.

Verwerfung

Die Verwerfungsphase ist der letzte Schritt im Missbrauchszyklus, bei dem der Narzisst die Beziehung zum Opfer endgültig beendet. Dies kann abrupt und ohne Erklärung geschehen oder schleichend durch emotionale Distanzierung. Für das Opfer ist diese Phase besonders schmerzhaft, da sie mit Gefühlen der Wertlosigkeit und Verwirrung zurückbleibt.

Verwerfungsphase - Missbrauchszyklus

Emotionaler Zustand des Opfers während der Verwerfungsphase eines narzisstischen Missbrauchszyklus.

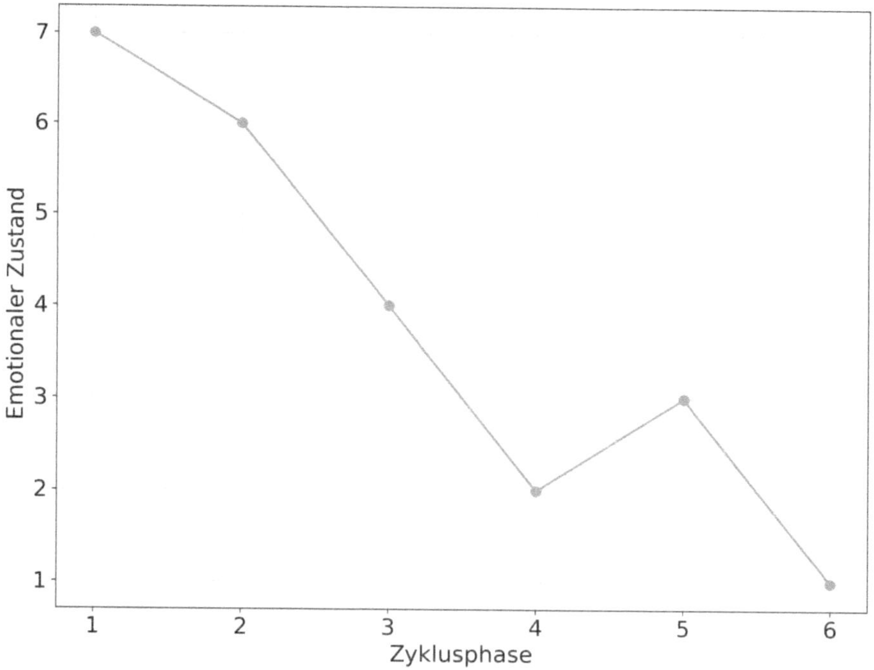

Der Graph zeigt einen starken Rückgang des emotionalen Wohlbefindens des Opfers, während die Abwertung sich verstärkt und in der Verwerfung gipfelt. Der anschließende leichte Anstieg könnte auf anfängliche Erleichterung oder Hoffnung hinweisen, gefolgt von einem tieferen Absturz in Verzweiflung und Verwirrung, wenn die Realität der Situation einsetzt. Dieser 'Achterbahneffekt' verdeutlicht das emotionale Trauma und die Instabilität, die während dieser Phase erlebt wird.

Konkrete Ratschläge

- Visualisieren Sie den Missbrauchszyklus als ein sich drehendes Karussell, auf dem Sie gefangen sind.
- Entwerfen Sie eine Ausstiegsstrategie vom Karussell, indem Sie sich konkrete Schritte überlegen, wie Sie den Kreislauf unterbrechen.
- Stellen Sie sich vor, Sie springen vom Karussell und landen sicher auf festem Boden.
- Entwickeln Sie ein inneres Stoppschild, das Sie hochhalten, sobald Sie die ersten Anzeichen eines erneuten Missbrauchszyklus erkennen.
- Sammeln Sie Beweise für die Missbrauchsmuster, indem Sie beispielsweise E-Mails oder Nachrichten speichern.
- Erstellen Sie eine Liste mit den positiven Aspekten Ihres Lebens außerhalb der toxischen Beziehung, um Ihren Fokus neu auszurichten.
- Suchen Sie sich einen "Schutzengel", eine Vertrauensperson, die Sie während des Ausstiegsprozesses begleitet und unterstützt.
- Verabschieden Sie sich symbolisch von der Hoffnung auf Veränderung beim Narzissten, indem Sie beispielsweise einen Brief schreiben und verbrennen.
- Konzentrieren Sie Ihre Energie auf den Aufbau neuer, gesunder Beziehungen, die auf Wertschätzung und Respekt basieren.
- Erlauben Sie sich, die Trauer über den Verlust der Beziehung zuzulassen und zu verarbeiten.
- Feiern Sie jeden Schritt in Richtung Freiheit und Unabhängigkeit, egal wie klein er erscheint.
- Verinnerlichen Sie den Satz: "Mein Wohlbefinden steht an erster Stelle."
- Betrachten Sie die Erfahrung als eine Lektion, die Sie stärker und weiser gemacht hat.

Rückblick - 3. Narzisstischer Missbrauch

Narzisstischer Missbrauch hinterlässt tiefe Wunden, die oft unsichtbar sind, aber das Leben der Betroffenen nachhaltig prägen. Die verschiedenen Taktiken, von subtiler Manipulation der Realität bis hin zu offener Abwertung und Isolation, zielen darauf ab, Ihr Selbstwertgefühl zu zerstören und Sie abhängig zu machen. Der Zyklus aus Idealisierung, Abwertung und Verwerfung kann Sie in einem Strudel aus Hoffnung und Verzweiflung gefangen halten. Erkennen Sie die Dynamik dieses Missbrauchs und verstehen Sie, dass Sie nicht allein sind und es Wege aus dieser toxischen Situation gibt.

Ein erster wichtiger Schritt ist die Validierung Ihrer eigenen Gefühle und Wahrnehmungen. Führen Sie ein Tagebuch, um Ihre Erfahrungen zu dokumentieren und sich so gegen die Realitätsverzerrungen des Täters zu wappnen. Suchen Sie den Austausch mit vertrauten Personen, denen Sie sich anvertrauen können. Ihre Perspektive von außen kann Ihnen helfen, die Situation klarer zu sehen und die manipulativen Taktiken zu durchschauen. Professionelle Hilfe, beispielsweise durch eine Therapie, kann Ihnen zusätzlich den nötigen Halt und die Unterstützung bieten, um Ihr Selbstwertgefühl wiederaufzubauen und gesunde Bewältigungsstrategien zu entwickeln.

Die Isolation, die der Täter gezielt herbeiführt, erschwert es Ihnen, sich Hilfe zu suchen und die Beziehung zu verlassen. Konzentrieren Sie sich deshalb darauf, Ihre sozialen Kontakte wieder zu aktivieren und Ihr Unterstützungsnetzwerk zu stärken. Arbeiten Sie an Ihrer finanziellen Unabhängigkeit, falls diese durch den Täter eingeschränkt wurde. Jeder Schritt in Richtung Selbstständigkeit ist ein Schritt aus der toxischen Dynamik heraus. Seien Sie sich bewusst, dass der Weg aus dem Missbrauch herausfordernd sein kann und Rückschläge möglich sind. Geben Sie nicht auf und erinnern Sie sich immer wieder an Ihre Stärken und Ressourcen.

Der Heilungsprozess nach narzisstischem Missbrauch braucht Zeit und Geduld. Erlauben Sie sich, die erlittenen Verletzungen zu verarbeiten und sich professionelle Unterstützung zu suchen. Vertrauen Sie auf Ihre Fähigkeit, die toxische Beziehung zu überwinden und ein selbstbestimmtes Leben zu führen. Sie haben die Stärke, sich aus diesem Kreislauf zu befreien und ein erfülltes Leben zu gestalten, das auf Ihren eigenen Werten und Bedürfnissen basiert. Der Weg mag steinig sein, aber am Ende wartet ein Leben in Freiheit und Selbstachtung.

4. Beziehungsdynamiken

Haben Sie sich je gefragt, warum manche Menschen immer wieder in ähnlich destruktive Beziehungsmuster geraten? Die Dynamik zwischen Menschen mit narzisstischen Zügen und ihren Partnern folgt oft verborgenen Regeln und Mustern. Diese wiederkehrenden Verhaltensmuster prägen nicht nur Partnerschaften, sondern auch familiäre und berufliche Beziehungen. Während oberflächlich alles harmonisch erscheint, entwickeln sich unter der Oberfläche subtile Machtkämpfe und emotionale Abhängigkeiten. In diesem Kapitel entschlüsseln wir die komplexen Mechanismen, die solche Beziehungen am Leben erhalten - und erfahren, warum sie so schwer zu durchbrechen sind.

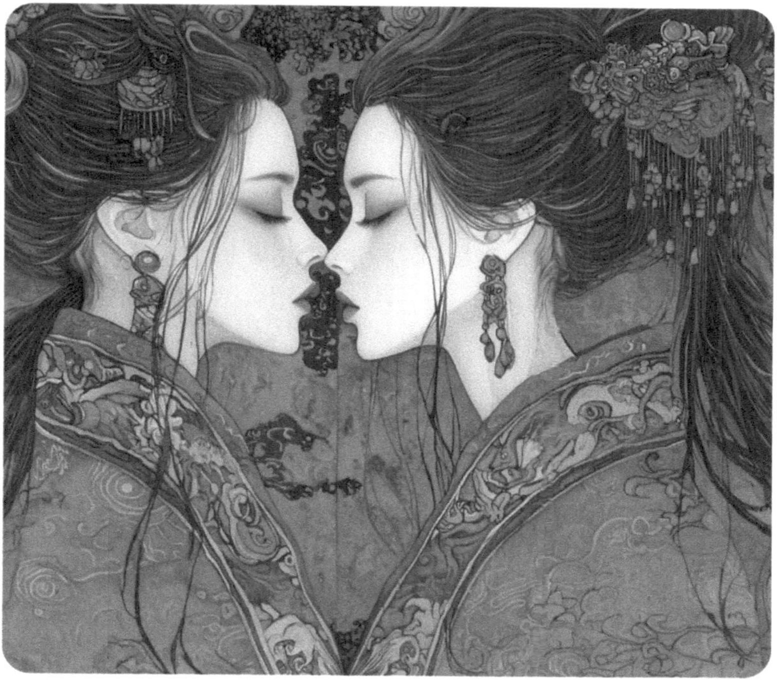

4. 1 Partnerschaftsmuster

Partnerschaftsmuster mit narzisstisch geprägten Personen bergen oft subtile, aber zerstörerische Dynamiken. Kontrolle, Machtgefälle und emotionale Manipulation prägen den Beziehungsalltag und führen zu schwerwiegenden Folgen für den nicht-narzisstischen Partner. Dies zeigt sich in eingeschränkter Autonomie, Verlust des Selbstwertgefühls und psychischen Belastungen wie Angstzuständen und Depressionen. Die Analyse dieser Muster hilft, die eigene Situation zu verstehen und die toxischen Mechanismen zu erkennen. Sie bietet die Grundlage für notwendige Veränderungen. Lesen Sie weiter, um diese Dynamiken im Detail zu verstehen und Wege zur Veränderung zu finden.

Kontrolle in Beziehungen mit narzisstisch geprägten Partnern dient der Machtausübung und Selbstwertsteigerung des Narzissten auf Kosten des Partners und führt zu einem gefährlichen Machtungleichgewicht.

Kontrollverhalten

Kontrollverhalten zeigt sich in Beziehungen mit narzisstisch geprägten Partnern auf vielfältige Weise. Dieses Verhalten dient oft dazu, den Selbstwert des Narzissten zu stabilisieren und ein Gefühl von Macht und Überlegenheit aufrechtzuerhalten. Kontrolle kann durch verschiedene Strategien ausgeübt werden, etwa durch finanzielle Abhängigkeit, die Überwachung von Kommunikation und Sozialkontakten oder die Manipulation von gemeinsamen Entscheidungen. Auch subtile Formen der Kontrolle, wie emotionale Erpressung oder das Herunterspielen der Gefühle des Partners, können stark belastend sein. Die Wahrnehmung von dominanz durch den Partner kann beim Narzissten negative Affekte und streitlustiges Verhalten auslösen [s54]. Dies führt dazu, dass der Partner sich in seinen Handlungsmöglichkeiten eingeschränkt fühlt und seine Bedürfnisse und Wünsche zurückstellt. Das ständige Kontrollieren und Regulieren des Partners dient dem Narzissten dazu, die Beziehung nach seinen Vorstellungen zu gestalten und seine eigene Position zu sichern. Die Konsequenzen für den Partner können gravierend sein und reichen von Selbstzweifeln und Verlust des Selbstwertgefühls bis hin zu Angstzuständen und Depressionen. Wenn Sie in Ihrer Partnerschaft solche Dynamiken erkennen, ist es ratsam, sich professionelle Unterstützung zu suchen und Strategien zu entwickeln, um sich aus dieser Situation zu lösen. Auch das Setzen von Grenzen und das Einfordern von Respekt können wichtige Schritte sein, um die eigene Autonomie zurückzugewinnen. [s54] Die Schwierigkeiten narzisstischer Persönlichkeiten, Grenzen zu respektieren, zeigen sich nicht nur in partnerschaftlichen Beziehungen, sondern auch im therapeutischen Kontext, wo sie beispielsweise unangemessene Forderungen stellen und die Behandlung durch Idealisierung oder Abwertung erschweren können. [s55]

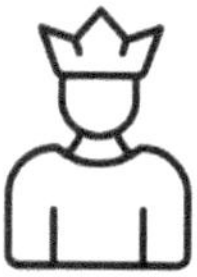

Gut zu wissen

Streitlustiges Verhalten

Streitlustiges Verhalten kann ein Ausdruck des Bedürfnisses nach Kontrolle und Dominanz in der Beziehung sein. Narzisstische Partner können Konflikte provozieren oder eskalieren, um ihre Überlegenheit zu demonstrieren und den Partner zu unterwerfen.

Autonomie

Der Verlust der Autonomie ist ein häufiges Problem in Beziehungen mit narzisstischen Partnern. Durch Kontrollmechanismen und Manipulationen wird dem Partner die Möglichkeit genommen, eigene Entscheidungen zu treffen und seine Individualität zu entfalten.

Negative Affekte

Negative Affekte wie Wut, Angst oder Scham können bei narzisstischen Personen verstärkt auftreten, insbesondere wenn ihre Dominanz oder ihr Selbstwertgefühl bedroht sind. Diese emotionalen Ausbrüche können dazu dienen, den Partner einzuschüchtern und zu kontrollieren.

Kontrollmethoden in narzisstischen Beziehungen

Häufige Kontrollmethoden von Narzissten.

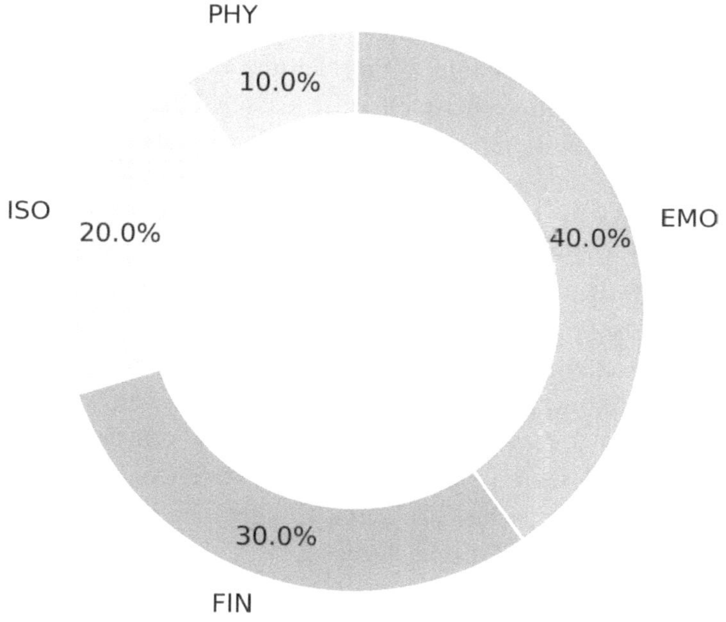

EMO: Emotionale Manipulation

FIN: Finanzielle Kontrolle

ISO: Isolation

PHY: Physische Kontrolle

Diese Grafik zeigt die unterschiedliche Häufigkeit verschiedener Kontrollmethoden. Finanzielle Kontrolle, oft durch eingeschränkten Zugang zu Ressourcen oder erzwungene finanzielle Abhängigkeit erreicht, erscheint bedeutend. Emotionale Manipulation, einschließlich Gaslighting und Schuldgefühle erzeugen, stellt einen wesentlichen Anteil dar und unterstreicht die heimtückische Natur emotionalen Missbrauchs. Isolation von Unterstützungssystemen, sei es von Freunden oder Familie, schwächt die Autonomie des Opfers weiter. Während physische Kontrolle seltener vorkommt als andere Formen, unterstreicht ihre Präsenz das Potenzial für Eskalation in diesen Beziehungen. Das Verständnis dieser Kontrolldynamiken ist entscheidend für das Erkennen und Bekämpfen von narzisstischem Missbrauch.

Machtgefälle

In Beziehungen mit narzisstisch geprägten Personen entstehen oft unausgeglichene Machtverhältnisse. Dieses Ungleichgewicht manifestiert sich nicht immer in offener Aggression oder Gewalt, sondern häufig subtiler. Ein Partner übt über den anderen Kontrolle aus, indem er beispielsweise dessen Finanzen reguliert oder soziale Kontakte einschränkt. [s56] Das Machtgefälle kann sich auch in der Kommunikation zeigen, etwa durch ständige Kritik, Bagatellisierung der Gefühle des Partners oder emotionale Erpressung. Diese Dynamik führt dazu, dass der unterlegene Partner zunehmend seine Bedürfnisse und Wünsche vernachlässigt und seine Autonomie verliert. Er beginnt, seine Wahrnehmung und sein Urteilsvermögen infrage zu stellen, was seinen Selbstwert zusätzlich mindert. Ein Beispiel hierfür wäre ein Partner, der systematisch die finanzielle Unabhängigkeit des anderen untergräbt, um ihn von sich abhängig zu machen und seine Kontrolle zu festigten. [s56] Dieses Verhaltensmuster, auch als „Coercive Control" bezeichnet, zielt darauf ab, Dominanz durch Einschüchterung, Isolation und implizite oder explizite Gewaltandrohung zu etablieren. [s56] So kann es passieren, dass der kontrollierte Partner sich selbst die Schuld an Konflikten gibt und die Manipulationen des Narzissten nicht als solche erkennt. Die dauerhafte Erfahrung von Machtmissbrauch kann zu erheblichen psychischen Belastungen wie Angstzuständen, Depressionen und einem tiefgreifenden Verlust des Selbstwertgefühls führen. Wichtig ist, sich der eigenen Situation bewusst zu werden und sich Unterstützung zu suchen. Das Setzen von Grenzen, die Stärkung des Selbstbewusstseins und im Bedarfsfall die Beendigung der Beziehung sind essentielle Schritte, um aus diesem Machtgefälle auszubrechen. Auch die Vorstellungen von Macht in Beziehungen können sich auf das Verhalten auswirken. [s57] So zeigt die Forschung, dass Männer mit gerechteren Machtüberzeugungen in ihrer Beziehung seltener von sexueller Parallelität berichten. [s57] Dies

unterstreicht, wie wichtig es ist, die eigenen Vorstellungen von Macht und Partnerschaft zu reflektieren und auf ein ausgeglichenes Machtverhältnis hinzuarbeiten.

Gut zu wissen

Machtgefälle

Ein Machtgefälle in einer Beziehung mit einem narzisstischen Partner entsteht, wenn dieser versucht, die Kontrolle über den anderen zu erlangen. Dies kann durch verschiedene Taktiken geschehen, wie z. B. finanzielle Abhängigkeit, soziale Isolation oder emotionale Manipulation. Das Opfer verliert dadurch seine Autonomie und seinen Selbstwert.

Machtgefälle in der Partnerschaft

Verteilung des Machtgefälles

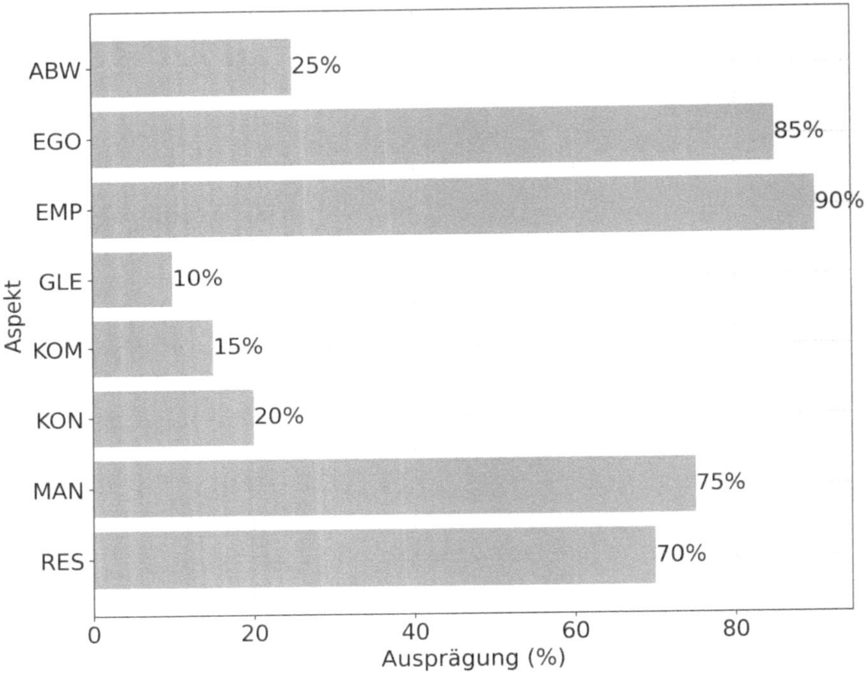

ABW: Abwertung

EGO: Egozentrik

EMP: Empathie

GLE: Gleichberechtigung

KOM: Kompromissbereitschaft

KON: Kontrolle

MAN: Manipulation

RES: Respekt

Das horizontale Balkendiagramm visualisiert das typische Machtgefälle in einer Beziehung mit narzisstischer Dynamik. Die starke Ausprägung bei Kontrolle und Manipulation sowie der geringe Wert von Empathie und Gleichberechtigung verdeutlichen die ungleiche Machtverteilung.

Konkrete Ratschläge

- Analysieren Sie wiederkehrende Konflikte in Ihrer Partnerschaft und notieren Sie, welche Rolle Sie jeweils einnehmen.
- Beobachten Sie Ihre Körpersprache in Interaktionen mit Ihrem Partner: Verspannen Sie sich? Ziehen Sie sich zurück?
- Verändern Sie bewusst Ihre gewohnte Reaktion in einem typischen Konfliktmuster und beobachten Sie die Auswirkungen.
- Stellen Sie sich vor, Ihre Partnerschaft ist ein Tanz: Welche Schritte führen Sie immer wieder aus?
- Entwickeln Sie gemeinsam mit Ihrem Partner neue "Tanzschritte", indem Sie neue Kommunikationsregeln vereinbaren.
- Erschaffen Sie ein gemeinsames "Wörterbuch der Gefühle", um Missverständnisse in der Kommunikation zu vermeiden.
- Reflektieren Sie, welche ungesunden Muster Sie aus Ihrer Herkunftsfamilie in Ihre Partnerschaft mitbringen.
- Schreiben Sie Ihrem Partner einen Brief, in dem Sie Ihre Bedürfnisse und Wünsche in der Beziehung formulieren.
- Entwickeln Sie ein Ritual der Wertschätzung, indem Sie sich regelmäßig gegenseitig positive Rückmeldungen geben.
- Verbringen Sie Zeit mit Paaren, die eine inspirierende Beziehungsdynamik leben und lassen Sie sich von ihnen inspirieren.
- Definieren Sie gemeinsam mit Ihrem Partner die "Spielregeln" Ihrer Partnerschaft und halten Sie diese schriftlich fest.
- Schaffen Sie regelmäßig Zeit für Paargespräche, in denen Sie offen und ehrlich über Ihre Bedürfnisse und Gefühle sprechen.

4. 2 Beziehungsgestaltung

Beziehungsgestaltung in narzisstisch geprägten Beziehungen stellt besondere Herausforderungen dar. Grenzsetzung, Kommunikationsstrategien und Selbstbehauptung sind essenziell, um das eigene Wohlbefinden zu schützen und gesunde Interaktionen zu fördern. Doch der Umgang mit mangelnder Empathie, Grenzüberschreitungen und manipulativen Kommunikationsmustern kann belastend sein. Dieses Kapitel beleuchtet die Dynamiken solcher Beziehungen und zeigt, wie Sie Ihre Bedürfnisse wahren und gleichzeitig Eskalationen vermeiden können. Es geht darum, sich selbst zu stärken und einen konstruktiven Umgang mit den Schwierigkeiten zu erlernen. Lesen Sie weiter und entdecken Sie, wie Sie Ihre Beziehungen zu narzisstisch geprägten Menschen aktiv gestalten und Ihre emotionale Gesundheit schützen können.

In Beziehungen mit narzisstisch geprägten Menschen ist die Wahrung der eigenen Grenzen und Bedürfnisse der Schlüssel zum Schutz des eigenen Wohlbefindens.

Grenzsetzung

In Beziehungen mit Menschen, die eine narzisstische Persönlichkeitsstörung (NPS) aufweisen, ist Grenzsetzung unerlässlich für Ihr eigenes Wohlbefinden. Personen mit NPS haben oft Schwierigkeiten, die Grenzen anderer zu erkennen und zu respektieren [s58]. Dies kann sich in verschiedenen Verhaltensweisen äußern, wie dem Ignorieren von Bitten, dem Übertreten persönlicher Grenzen oder dem Versuch, Ihre Entscheidungen zu kontrollieren. Klare und konsequent durchgesetzte Grenzen sind daher notwendig, um sich selbst vor emotionaler und psychischer Belastung zu schützen. Grenzsetzung bedeutet, Ihre eigenen Bedürfnisse und Grenzen zu definieren und diese dem anderen mitzuteilen. Es geht nicht darum, die andere Person zu kontrollieren, sondern darum, sich selbst zu schützen. Ein klares "Nein" zu unangemessenen Forderungen ist ein erster Schritt. Auch das Begrenzen von Kontakt, z. B. das Beantworten von Anrufen nur zu bestimmten Zeiten, kann hilfreich sein. Wichtig ist, dass Sie die gesetzten Grenzen konsequent einhalten, auch wenn dies Widerstand hervorruft. Diese Konsequenz in Ihrem Handeln unterstreicht die Ernsthaftigkeit Ihrer Grenzsetzung und trägt dazu bei, dass Ihre Grenzen langfristig respektiert werden. Die elterliche Prägung kann, wie Studien zeigen, einen Einfluss auf die Entwicklung narzisstischer Züge haben [s59]. Übermäßige Fürsorge und Überbewertung durch die Eltern können zu unrealistischen Selbstansichten und einem Gefühl der Berechtigung beitragen. Dies kann sich im Erwachsenenalter in Schwierigkeiten mit der Grenzsetzung äußern. Das Verständnis dieser Dynamik kann Ihnen helfen, das Verhalten der Person mit NPS besser einzuordnen, ändert aber nichts an der Notwendigkeit, Ihre eigenen Grenzen zu schützen. Eine Patientin hatte beispielsweise Schwierigkeiten, angemessene zwischenmenschliche Grenzen in professionellen Beziehungen einzuhalten, was ihre Fähigkeit beeinträchtigte, respektvolle

Beziehungen zu medizinischen Anbietern aufzubauen [s58]. Dieses Beispiel verdeutlicht, wie wichtig die Fähigkeit zur Grenzsetzung für alle Beziehungen ist.

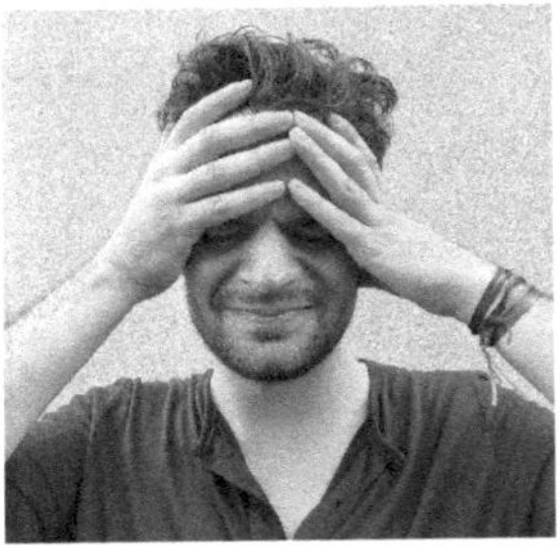

Emotionale Belastung [i4]

Gut zu wissen

Elterliche Prägung

Die Erziehung und die Beziehung zu den Eltern spielen eine wichtige Rolle bei der Entwicklung von narzisstischen Persönlichkeitszügen. Beispielsweise kann übermäßige Bewunderung oder Kritik in der Kindheit zu einem verzerrten Selbstbild und Schwierigkeiten in zwischenmenschlichen Beziehungen führen. Dies kann die spätere Neigung zu narzisstischem Verhalten beeinflussen und die Fähigkeit zur Empathie und Grenzachtung beeinträchtigen.

Zwischenmenschliche Grenzen

Die Fähigkeit, gesunde zwischenmenschliche Grenzen zu setzen und zu respektieren, ist essenziell für jede Beziehung. Menschen mit NPS haben oft Schwierigkeiten, die Grenzen anderer zu erkennen und zu akzeptieren. Sie neigen dazu, die Grenzen anderer zu überschreiten, um ihre eigenen Bedürfnisse zu befriedigen, was zu Konflikten und emotionaler Belastung führen kann. Für den Partner ist es wichtig, diese Grenzen klar zu kommunizieren und zu verteidigen.

Wirksamkeit von Grenzen bei narzisstischen Personen

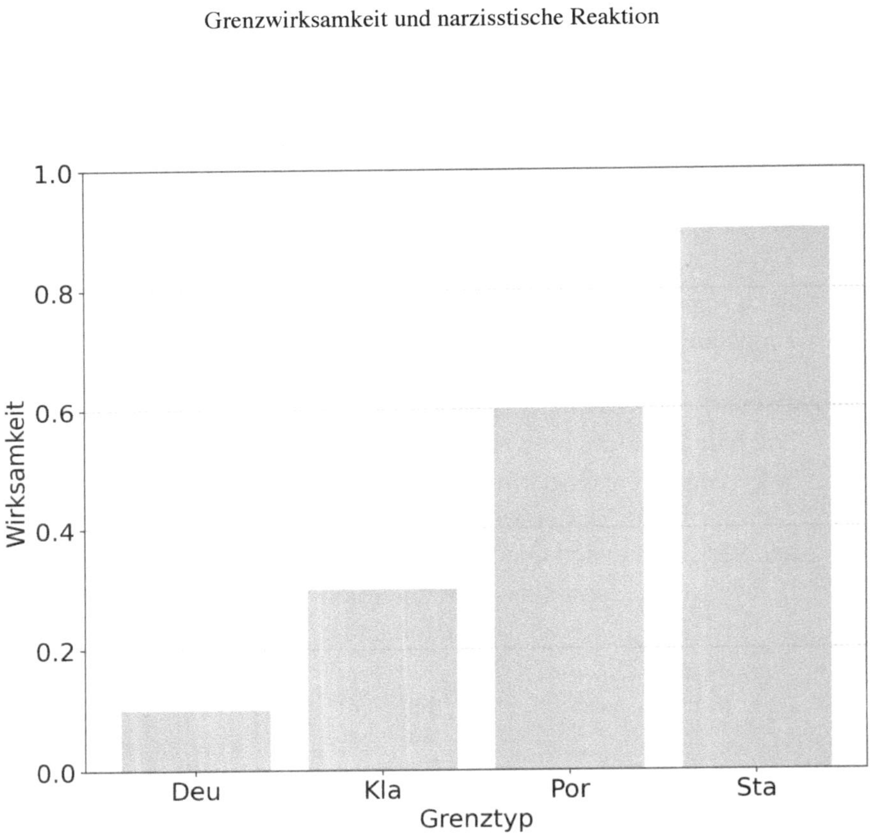

Deu: Deutlich

Kla: Klar

Por: Porös

Sta: Starr

Je fester und konsequenter die Grenze durchgesetzt wird, desto höher ist ihre Wirksamkeit, aber sie neigt auch dazu, eine stärkere narzisstische Reaktion hervorzurufen. Während durchlässige Grenzen minimalen Schutz bieten, können klare und starre Grenzen, obwohl am effektivsten, zu verstärkten manipulativen Taktiken oder zum Rückzug des Narzissten führen.

Kommunikationsstrategien

Kommunikationsstrategien in Beziehungen mit narzisstisch geprägten Personen erfordern Anpassungen, um effektiv zu interagieren und Ihre eigenen Bedürfnisse zu wahren. Ein Verständnis der typischen Kommunikationsmuster von Menschen mit NPS kann Ihnen dabei helfen, Konflikte zu minimieren und die Kommunikation zu erleichtern. So neigen Personen mit narzisstischen Zügen dazu, Gespräche zu dominieren und sich selbst in den Mittelpunkt zu stellen [s60]. Sie nutzen Kommunikation oft zur Selbstbeweihräucherung und weniger für einen echten Austausch. Anstatt direkt zu widersprechen oder zu kritisieren, was oft defensives Verhalten provoziert, können Sie versuchen, die Aussage der Person mit NPS zu reflektieren, indem Sie ihre Perspektive zusammenfassen und dadurch Verständnis signalisieren [s61]. Dies kann dazu beitragen, die emotionale Eskalation zu reduzieren und eine konstruktive Gesprächsatmosphäre zu schaffen. Gleichzeitig ist es wichtig, eigene Grenzen in der Kommunikation klar zu setzen. Wenn Sie merken, dass ein Gespräch einseitig wird oder Ihre Bedürfnisse übergangen werden, können Sie dies ruhig und sachlich ansprechen. Formulieren Sie Ihre Bedürfnisse klar und direkt, ohne die Person mit NPS zu beschuldigen oder anzugreifen. Konzentrieren Sie sich dabei auf Ihr eigenes Empfinden und Ihre Grenzen. Anstatt beispielsweise zu sagen: „Du unterbrichst mich ständig“, könnten Sie formulieren: „Ich fühle mich nicht gehört, wenn ich ständig unterbrochen werde. Ich möchte gerne ausreden dürfen.“ Durch diese Art der Kommunikation schützen Sie Ihre eigenen Bedürfnisse, ohne die Person mit NPS direkt anzugreifen, was die Wahrscheinlichkeit eines konstruktiven Dialogs erhöht. Die Analyse der Sprache von Menschen mit NPS zeigt, dass diese häufig grandiose Selbstwahrnehmungen und einen Mangel an emotionaler Sensibilität ausdrücken [s62]. Erkennen Sie diese Muster, können Sie die Kommunikation besser verstehen und entsprechend reagieren. Sollten Sie beispielsweise feststellen, dass die andere Person die Gefühle anderer ignoriert, können Sie versuchen, diese Gefühle explizit zu benennen und ins Gespräch einzubringen. Ein ruhiger, respektvoller Umgangston, gepaart mit klaren Aussagen über Ihre eigenen Bedürfnisse und Grenzen, trägt dazu bei, die Kommunikation in Beziehungen mit narzisstisch geprägten Menschen zu verbessern und Ihr Wohlbefinden zu schützen. In kontrollierten Situationen können Personen mit NPS durchaus empathie zeigen, was auf intakte kognitive Empathiefähigkeiten hindeutet [s63]. In emotional aufgeladenen Situationen hingegen fällt es ihnen oft schwer, empathisch zu reagieren. Dieses Wissen kann Ihnen helfen, die Reaktionen der Person mit NPS besser einzuordnen und Ihre Kommunikationsstrategie entsprechend anzupassen. In emotional angespannten Situationen kann es beispielsweise hilfreich sein, die Kommunikation zu verschieben, bis sich die Gemüter beruhigt haben.

Effektive Kommunikationsstrategien mit Narzissten

Verteilung erfolgreicher Kommunikationsstrategien im Umgang mit Personen, die narzisstische Züge aufweisen.

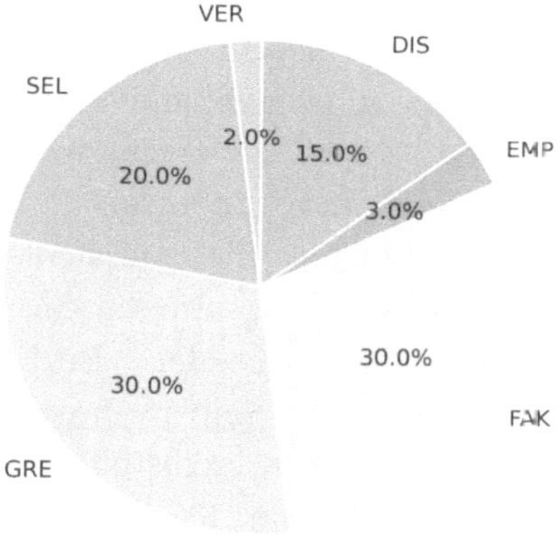

DIS: Distanzierung (Strategischer Rückzug)

EMP: Empathie und Bestätigung (Begrenzte Anwendung)

FAK: Faktenbasierte Kommunikation (Fokus auf Objektivität)

GRE: Grenzsetzung (Klar und Konsequent)

SEL: Selbstfürsorge (Priorisierung eigener Bedürfnisse)

VER: Direkte Konfrontation (Generell Unwirksam)

Die Daten unterstreichen die Bedeutung von Grenzsetzung und faktenbasierter Kommunikation im Umgang mit narzisstischen Personen. Während Empathie und emotionale Bestätigung in vielen zwischenmenschlichen Kontexten hilfreich sein können, ist ihre Wirksamkeit in diesen Situationen deutlich vermindert. Die Priorisierung der Selbstfürsorge und der Rückzug bei Bedarf erweisen sich als entscheidend für die Aufrechterhaltung gesunder Grenzen. Die minimale Darstellung direkter Konfrontation unterstreicht die Unwirksamkeit und das Eskalationspotenzial dieses Ansatzes.

Selbstbehauptung

Selbstbehauptung in Beziehungen mit narzisstisch geprägten Personen erfordert ein Verständnis der eigenen Bedürfnisse und die Fähigkeit, diese Bedürfnisse klar und respektvoll zu kommunizieren. Es geht darum, für sich selbst einzustehen, ohne die andere Person anzugreifen oder zu kontrollieren. Ein wichtiger Aspekt der Selbstbehauptung ist die Fähigkeit, eigene Grenzen zu setzen und diese auch konsequent zu verteidigen. Das bedeutet, "Nein" zu sagen, wenn Sie etwas nicht tun möchten oder können und Ihre Bedürfnisse klar und deutlich zu artikulieren. Anstatt zu denken, Sie müssten die Bedürfnisse der narzisstischen Person erfüllen, konzentrieren Sie sich darauf, was Sie selbst benötigen, um sich in der Beziehung wohlzufühlen. Selbstfürsorge und positive Selbstwahrnehmung stärken Ihr Selbstwertgefühl und helfen Ihnen, selbstbewusster aufzutreten [s64]. Resilienz, die Fähigkeit, sich von Rückschlägen zu erholen, spielt ebenfalls eine entscheidende Rolle. Sie befähigt Sie, die unvermeidlichen Konflikte in der Beziehung zu bewältigen, ohne Ihr Selbstwertgefühl zu verlieren [s64]. Wenn Sie beispielsweise merken, dass ein Gespräch in eine Richtung läuft, die Ihnen unangenehm ist, können Sie die Situation verlassen oder das Thema wechseln. Ein weiterer wichtiger Aspekt ist, sich nicht von den Versuchen der narzisstischen Person verunsichern zu lassen, Ihre Grenzen zu überschreiten. Bleiben Sie ruhig und bestimmt und wiederholen Sie Ihre Grenzen, falls nötig. Das konsequente Einhalten Ihrer Grenzen vermittelt der anderen Person, dass Sie es ernst

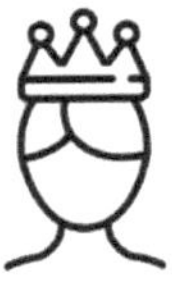

meinen und trägt langfristig zu einem respektvolleren Umgang miteinander bei. Die Tendenz von Personen mit narzisstischen Zügen, soziale Situationen für die eigene Statusaufwertung zu nutzen [s65], kann zu Spannungen führen. Hier ist es wichtig, Ihre eigenen Bedürfnisse und Prioritäten im Blick zu behalten und sich nicht in Machtspiele verwickeln zu lassen.

Konzentrieren Sie sich auf eine authentische Kommunikation und vermeiden Sie es, in die Dynamik von Überlegenheit und Unterlegenheit einzusteigen. Indem Sie Ihre Bedürfnisse klar kommunizieren, Ihre Grenzen schützen und auf Ihre emotionale Gesundheit achten, stärken Sie Ihre Selbstbehauptung und schaffen die Grundlage für eine ausgeglichenere Beziehungsgestaltung. Ein Therapeut kann Ihnen helfen, Ihre Selbstbehauptung zu stärken, indem er Ihnen ein Gefühl von Verständnis und Wert vermittelt [s66]. Das kann besonders hilfreich sein, wenn Sie aufgrund der Beziehung zu einer narzisstischen Person Schwierigkeiten haben, Ihre eigenen Bedürfnisse zu erkennen und zu artikulieren.

Selbstbehauptung

Die Fähigkeit, die eigenen Bedürfnisse und Rechte in einer Beziehung klar und respektvoll zu kommunizieren und zu vertreten, ohne dabei aggressiv oder passiv zu sein. In einer Beziehung mit einer narzisstischen Person ist Selbstbehauptung unerlässlich, um die eigenen Grenzen zu schützen und ein gesundes Selbstwertgefühl zu erhalten.

Selbstfürsorge

Aktive Maßnahmen, die ergriffen werden, um die eigene körperliche und emotionale Gesundheit zu schützen und zu fördern. In einer Beziehung mit einer narzisstischen Person kann Selbstfürsorge bedeuten, sich Zeit für sich selbst zu nehmen, gesunde Grenzen zu setzen und sich Unterstützung von Freunden, Familie oder einem Therapeuten zu suchen.

Selbstwahrnehmung

Die Fähigkeit, die eigenen Emotionen, Gedanken und Verhaltensweisen zu erkennen und zu verstehen. Eine gesunde Selbstwahrnehmung ist wichtig, um die Auswirkungen des narzisstischen Verhaltens auf das eigene Wohlbefinden zu erkennen und darauf angemessen zu reagieren.

Entwicklung des Durchsetzungsvermögens in einer von NPD betroffenen Beziehung

Korrelation zwischen Durchsetzungsvermögen und Beziehungsqualität im Zeitverlauf.

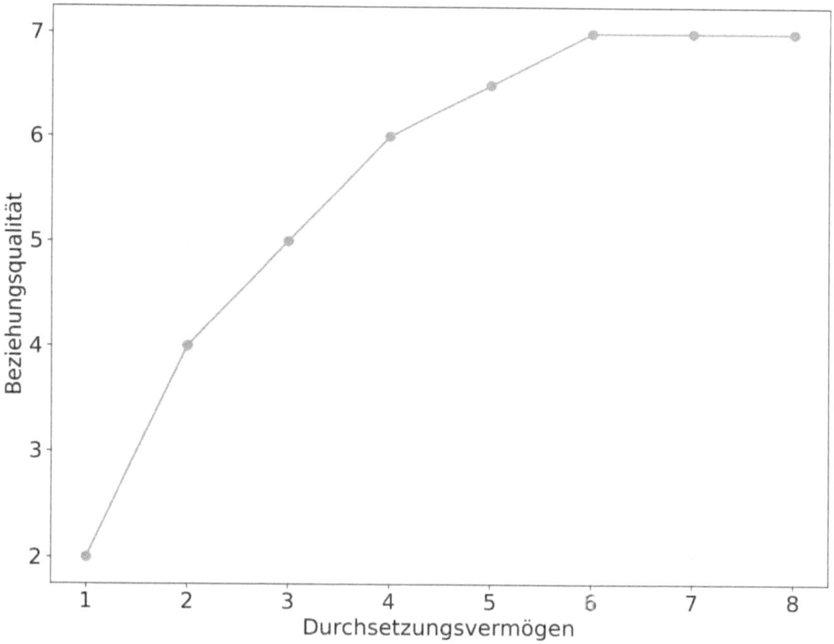

Der Graph zeigt eine positive Korrelation zwischen gesteigertem Durchsetzungsvermögen und verbesserter Beziehungsqualität. Anfänglich entspricht geringes Durchsetzungsvermögen einer schlechten Beziehungsqualität. Mit der Entwicklung des Durchsetzungsvermögens verbessert sich auch die Beziehungsqualität, was darauf hindeutet, dass das Setzen von Grenzen und das Äußern von Bedürfnissen zu einer gesünderen Dynamik beiträgt. Die Kurve erreicht jedoch schließlich ein Plateau, was darauf hinweist, dass Durchsetzungsvermögen allein tief verwurzelte Beziehungsprobleme im Zusammenhang mit NPD möglicherweise nicht vollständig lösen kann.

Konkrete Ratschläge

- Verändern Sie Ihre Perspektive: Betrachten Sie die Beziehungsgestaltung als ein gemeinsames Projekt, an dem beide Partner aktiv mitwirken.
- Entwickeln Sie ein Verständnis für die zugrundeliegenden Bedürfnisse des anderen, auch wenn Ihnen das Verhalten unverständlich erscheint.
- Übernehmen Sie die volle Verantwortung für Ihre eigenen Gefühle und Reaktionen, anstatt dem anderen die Schuld zu geben.
- Schaffen Sie Rituale der Begegnung, die einen Raum für authentischen Austausch und emotionale Nähe ermöglichen.
- Experimentieren Sie mit verschiedenen Kommunikationsformen, um herauszufinden, welche Art der Interaktion für beide Seiten am fruchtbarsten ist.
- Integrieren Sie humorvolle Elemente in die Beziehungsgestaltung, um die Stimmung aufzulockern und Spannungen abzubauen.
- Lernen Sie, die Bedürfnisse des anderen zu antizipieren und proaktiv darauf einzugehen, ohne Ihre eigenen Bedürfnisse zu vernachlässigen.
- Entwickeln Sie gemeinsam Strategien zur Konfliktlösung, die auf gegenseitigem Respekt und Kompromissbereitschaft basieren.
- Reflektieren Sie regelmäßig die Entwicklung Ihrer Beziehung und passen Sie Ihre Strategien an die sich verändernden Dynamiken an.
- Seien Sie bereit, alte Muster und Gewohnheiten loszulassen, um neue Wege der Beziehungsgestaltung zu ermöglichen.
- Feiern Sie gemeinsam erreichte Meilensteine und Erfolge in der Beziehungsgestaltung, um die positive Dynamik zu verstärken.

4. 3 Konfliktbewältigung

Konfliktbewältigung in Beziehungen mit narzisstisch geprägten Personen stellt besondere Herausforderungen dar. Das Erkennen toxischer Beziehungsmuster und der Umgang mit Schutzmechanismen wie Grandiosität oder manipulativen Verhaltensweisen sind essenziell für den Aufbau konstruktiver Kommunikation. Grenzsetzung und die Entwicklung von Deeskalationsstrategien spielen dabei eine entscheidende Rolle. Dieser Abschnitt bietet Ihnen konkrete Ansätze für einen verbesserten Umgang mit Konflikten und fördert so Ihre Handlungskompetenz in herausfordernden Beziehungskonstellationen.

Konsequente Grenzsetzung und authentische Kommunikation, gepaart mit der Förderung von Selbstverantwortung, bilden den Kern einer konstruktiven Konfliktbewältigung in Beziehungen mit narzisstischen Persönlichkeitsmustern.

Deeskalationstechniken

Deeskalationstechniken im Umgang mit Menschen mit narzisstischer Persönlichkeitsstörung zielen darauf ab, Konfliktsituationen zu entschärfen und eine konstruktive Kommunikation zu ermöglichen. Ein wichtiger Aspekt ist die Etablierung klarer Grenzen und die konsequente Einhaltung dieser, wie regelmäßige, zeitlich begrenzte Termine, unabhängig von akuten Krisen [s67]. Grenzüberschreitungen sollten, außer in echten Notfällen, nicht toleriert werden. Gleichzeitig ist eine offene, authentische und nicht wertende Kommunikation wichtig, um eine vertrauensvolle Beziehung aufzubauen [s67]. Dabei gilt es, die eigenen Gefühle und Bedürfnisse klar zu kommunizieren und gleichzeitig die Perspektive des Gegenübers anzuerkennen, ohne jedoch die Verantwortung für die Lösungsfindung zu übernehmen. Stattdessen sollte der Betroffene bei der Problemlösung unterstützt und ihm die Hauptverantwortung für die Lösungsfindung zugewiesen werden [s67]. Bei wiederkehrenden Krisen kann die Entwicklung eines flexiblen Krisenmanagementplans hilfreich sein [s67]. Die FRAMES-Technik bietet einen Ansatz, der auf Feedback, Verantwortung, dem Anbieten verschiedener Strategien, Empathie und dem Fördern von Selbstwirksamkeit basiert [s68]. So können beispielsweise verschiedene Strategien zur Stressbewältigung vermittelt und die Eigenverantwortung des Betroffenen für die Umsetzung betont werden. Die therapeutische Beziehung kann durch die Tendenz zur Idealisierung und Abwertung belastet werden [s68]. Ein strukturierter Behandlungsansatz und die Minimierung von 'Splitting' – also der Schwarz-Weiß-Malerei von Personen und Situationen – können dazu beitragen, diese Dynamiken einzudämmen und die therapeutische Beziehung zu stabilisieren [s68]. Die Arbeit im Behandlungsteam sollte durch offene Kommunikation und Reflexion der eigenen Rolle im therapeutischen Prozess geprägt sein [s67]. Das Verständnis für die zugrundeliegenden Ängste, wie die Angst vor Verlassenheit oder

unterdrückte Wut, kann helfen, die oft schwierigen Verhaltensweisen besser zu verstehen und adäquat zu reagieren [s67]. Positive Affekte und Resilienz spielen eine wichtige Rolle im Umgang mit Traumata und können die negativen Auswirkungen narzisstischer Eigenschaften abmildern [s69]. Die Förderung von Resilienz kann daher ein wichtiger Bestandteil der Therapie sein [s69].

Gut zu wissen

Deeskalationstechniken

Spezifische Kommunikationsmethoden, die darauf abzielen, emotionale Spannungen und aggressive Verhaltensweisen bei Personen mit narzisstischer Persönlichkeitsstörung zu reduzieren und eine konstruktive Interaktion zu fördern. Sie sind besonders wichtig in Konfliktsituationen, um Eskalationen zu vermeiden und eine sachliche Auseinandersetzung zu ermöglichen.

FRAMES-Technik

Ein motivierender Gesprächsansatz, der in der Therapie von Menschen mit narzisstischer Persönlichkeitsstörung eingesetzt wird, um Verhaltensänderungen zu fördern, ohne Druck oder Konfrontation. Die einzelnen Komponenten (Feedback, Verantwortung, Advice/Anbieten von Strategien, Menü, Empathie, Selbstwirksamkeit) zielen darauf ab, die Eigenmotivation und das Selbstmanagement des Betroffenen zu stärken.

Splitting

Ein Abwehrmechanismus, der häufig bei Menschen mit narzisstischer Persönlichkeitsstörung auftritt. Dabei werden Personen und Situationen in extrem positive oder negative Kategorien eingeteilt, ohne dass dazwischenliegende Nuancen wahrgenommen werden. Dies führt zu instabilen Beziehungen und erschwert die Konfliktlösung.

Wirksamkeit Deeskalationstechniken

Wirksamkeit bei narzisstischer Persönlichkeitsstörung

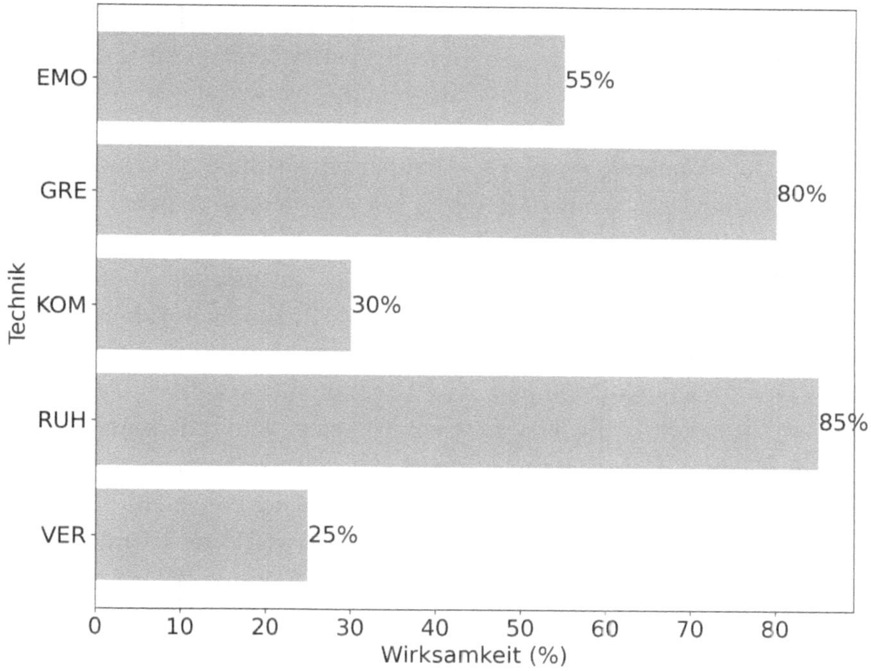

EMO: Emotionale Validierung
GRE: Grenzen setzen
KOM: Kompromissbereitschaft
RUH: Ruhe bewahren
VER: Vermeidung

Die Wirksamkeit der Techniken variiert stark. 'Grenzen setzen' und 'Ruhe bewahren' zeigen die höchste Effektivität, während 'Kompromissbereitschaft' und 'Emotionale Validierung' deutlich weniger wirksam sind. 'Vermeidung' liegt im Mittelfeld, was darauf hindeutet, dass diese Strategie situativ nützlich sein kann.

Schutzmechanismen

Schutzmechanismen dienen Menschen mit narzisstischer Persönlichkeitsstörung dazu, ihr fragiles Selbstwertgefühl zu stabilisieren und vor Kränkungen zu schützen. Diese Mechanismen sind meist unbewusst und äußern sich in verschiedenen Verhaltensweisen. Dazu gehören beispielsweise grandiositaet, die sich in übertriebener Selbstdarstellung und dem Bedürfnis nach Bewunderung ausdrückt, sowie Abwertung anderer, um sich selbst aufzuwerten. Auch Fantasien von unbegrenztem Erfolg oder Macht können als Schutzmechanismus dienen, um die innere Leere zu kompensieren. Ein weiterer Aspekt ist die Überempfindlichkeit gegenüber Kritik. Schon kleine Bemerkungen, die nicht der idealisierten Selbstwahrnehmung entsprechen, können als Angriff gewertet werden und zu heftigen Reaktionen führen. Diese Reaktionen können von Wutausbrüchen bis hin zu Rückzug und Schweigen reichen. Manipulatives Verhalten, wie das Ausnutzen anderer für die eigenen Zwecke oder das Erzeugen von Schuldgefühlen, dient ebenfalls dem Schutz des Selbstwertgefühls. Um diesen Mechanismen entgegenzuwirken, ist es hilfreich, sich der eigenen Verletzlichkeit bewusst zu werden und alternative Strategien zur Selbstwertregulierung zu entwickeln. resilienz, also die Fähigkeit, mit schwierigen Situationen umzugehen und gestärkt aus ihnen hervorzugehen, kann hier als Puffer wirken und den negativen Einfluss narzisstischer Eigenschaften auf das emotionale Wohlbefinden abmildern [s70]. Wie eine Studie zeigt, mediiert Resilienz die Beziehung zwischen narzisstischen Zügen und Stress, was bedeutet, dass eine höhere Resilienz mit weniger Stresserleben einhergeht, selbst bei ausgeprägten narzisstischen Tendenzen [s70]. So könnte beispielsweise das Erlernen von Entspannungstechniken oder die Stärkung sozialer Netzwerke die Widerstandsfähigkeit erhöhen und den Umgang mit Kritik erleichtern.

Häufige Abwehrmechanismen in narzisstischen Beziehungen

Verteilung der Abwehrmechanismen in narzisstischen Beziehungen.

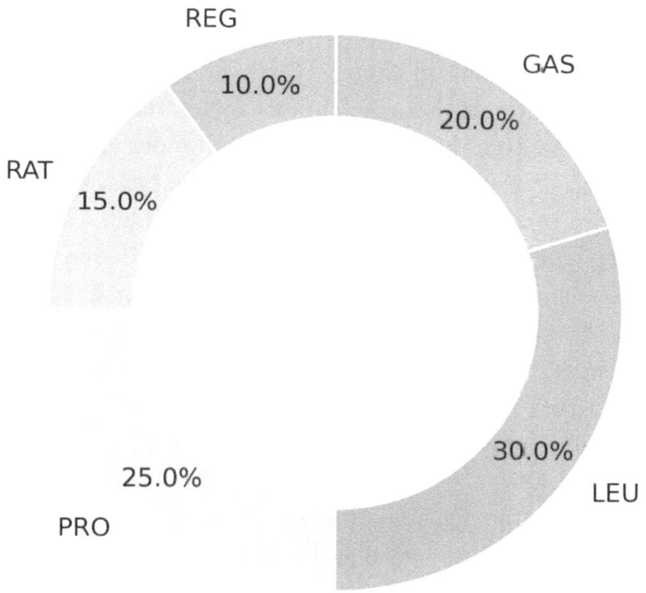

GAS: Gaslighting
PRO: Projektion
REG: Regression
LEU: Leugnung
RAT: Rationalisierung

Diese Grafik veranschaulicht die relative Häufigkeit verschiedener Abwehrmechanismen, die häufig in Beziehungen mit narzisstischer Persönlichkeitsstörung verwendet werden. Während Leugnung am stärksten ausgeprägt erscheint, was auf eine starke Tendenz zur Realitätsverweigerung hindeutet, sind auch Projektion und Gaslighting stark vertreten, was auf häufige Schuldzuweisung und Manipulationstaktiken hinweist. Das Vorhandensein von Rationalisierung und Regression unterstreicht den Einsatz von Rechtfertigung und Vermeidung von Verantwortung. Das Verständnis dieser Verteilung kann entscheidend sein, um die Komplexität solcher Beziehungen zu erkennen und zu navigieren.

Lösungsansätze

Lösungsansätze im Kontext narzisstischer Persönlichkeitsstörungen erfordern ein vielschichtiges Vorgehen, das sowohl die Dynamik der zwischenmenschlichen Beziehungen als auch die individuellen Bedürfnisse berücksichtigt. Wesentlich für den Umgang mit Betroffenen ist die konsequente Wahrung der eigenen Grenzen. Dies kann unter anderem durch klar definierte Regeln in der Kommunikation, festgelegte Reaktionen auf Grenzüberschreitungen und die Einhaltung zeitlicher Vereinbarungen im beruflichen wie privaten Kontext geschehen. So könnte ein fester Zeitrahmen für Gespräche vereinbart und bei Überschreitungen das Gespräch höflich aber bestimmt beendet werden. Gleichzeitig bedarf es einer authentischen und offenen Kommunikation, in der die eigenen Bedürfnisse klar artikuliert werden, ohne die Perspektive des Gegenübers zu negieren [s71]. Die Fähigkeit, Verantwortung für die eigenen Gefühle zu übernehmen, ohne die des anderen zu übernehmen, ist entscheidend. Die Unterstützung bei der Problemlösung sollte darauf abzielen, die selbstwirksamkeit des Betroffenen zu fördern, indem ihm die Verantwortung für die Lösungsfindung zugeteilt wird, anstatt ihm fertige Lösungen zu präsentieren [s71]. Im therapeutischen Setting empfiehlt sich eine interdisziplinäre Zusammenarbeit verschiedener Fachkräfte, um einen umfassenden Behandlungsplan zu entwickeln und regelmäßig Fortschritte und Herausforderungen zu reflektieren [s72]. Die gemeinsame Erarbeitung eines Krisenplans kann Betroffenen helfen, in akuten Situationen strukturiert vorzugehen und ihre selbstregulation zu stärken [s71]. Ärzte sollten sich ihrer eigenen Haltung gegenüber Persönlichkeitsstörungen bewusst sein und diese als Erkrankung anerkennen, um eine objektive und professionelle Behandlung zu gewährleisten [s72]. Die Vermeidung von übermäßiger Medikation, insbesondere potenziell abhängig machender Substanzen, trägt ebenfalls zu einer sicheren und

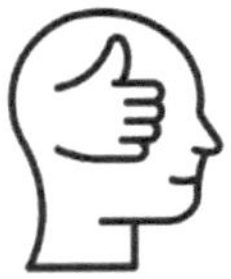

effektiven Therapie bei [s72]. Zusätzlich ist es ratsam, von Beginn an klare Grenzen in der therapeutischen Beziehung zu setzen und Versuchen, diese zu überschreiten, konsequent entgegenzutreten [s72].

Gut zu wissen

Interdisziplinär

Im Kontext der Therapie von narzisstischen Persönlichkeitsstörungen bedeutet interdisziplinäre Zusammenarbeit, dass verschiedene Fachrichtungen wie Psychiatrie, Psychologie und ggf. Sozialarbeit zusammenarbeiten, um ein umfassendes Verständnis der Störung und einen individuellen Behandlungsplan zu gewährleisten. Dies kann die Effektivität der Therapie verbessern, da verschiedene Perspektiven und Expertisen einbezogen werden.

Konfliktlösungsansätze mit narzisstischen Personen

Wirksamkeit, Aufwand und Nachhaltigkeit von Konfliktlösungsansätzen.

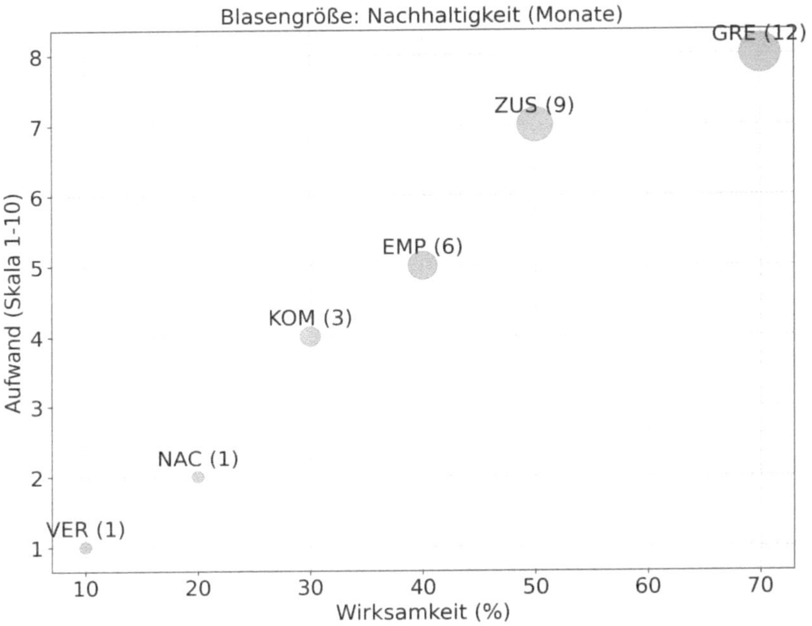

Blasengröße: Nachhaltigkeit (Monate)

EMP: Empathische Kommunikation

KOM: Kompromiss (begrenzt)

VER: Vermeidung

GRE: Grenzen setzen

NAC: Nachgeben

ZUS: Zusammenarbeit (wenn möglich)

Die Grafik zeigt ein komplexes Zusammenspiel zwischen Aufwand, Wirksamkeit und Nachhaltigkeit. Während einige Ansätze mit geringem Aufwand vorübergehende Erleichterung bieten (z.B. Nachgeben), fehlt ihnen die langfristige Nachhaltigkeit und sie können die Situation sogar verschlimmern. Im Gegensatz dazu zeigen Strategien mit höherem Aufwand wie das Setzen von Grenzen trotz der anfänglichen Investition eine größere langfristige Wirksamkeit und Nachhaltigkeit. Ansätze mit mittlerem Aufwand wie empathische Kommunikation bieten eine Balance, aber ihre Wirksamkeit hängt stark von der Bereitschaft der narzisstischen Person ab, sich darauf einzulassen.

Konkrete Ratschläge

- Verwandeln Sie Konflikte in Chancen: Fragen Sie sich bei Streitigkeiten, welche ungestillten Bedürfnisse hinter den Positionen beider Parteien stecken.
- Reagieren Sie auf Vorwürfe mit Fragen statt mit Verteidigung: Fragen Sie Ihr Gegenüber: "Was genau meinst du damit?" oder "Was brauchst du gerade von mir?".
- Entwickeln Sie ein gemeinsames "Notfall-Signal" für Konfliktsituationen: Eine Geste oder ein Codewort, das beiden signalisiert: "Wir müssen jetzt innehalten und durchatmen.".
- Verlassen Sie den Konfliktort körperlich, wenn die Emotionen hochkochen: Vereinbaren Sie, das Gespräch fortzusetzen, sobald sich beide beruhigt haben.
- Schreiben Sie Ihre Gedanken und Gefühle in einem Konflikttagebuch nieder, um wiederkehrende Muster und Trigger zu erkennen.
- Erstellen Sie gemeinsam eine "Konflikt-Landkarte": Visualisieren Sie die typischen Konfliktverläufe und markieren Sie Punkte, an denen Eskalationen entstehen.
- Überlegen Sie sich vor einem Konfliktgespräch drei positive Eigenschaften Ihres Gegenübers und rufen Sie sich diese während des Gesprächs ins Gedächtnis.
- Üben Sie sich in emotionaler Judo: Lassen Sie die Energie des Angriffs ins Leere laufen, indem Sie ruhig und gelassen reagieren.
- Nutzen Sie die "Sandwich-Methode" bei Kritik: Packen Sie kritische Anmerkungen zwischen zwei positive Aussagen.

Rückblick - 4. Beziehungsdynamiken

Beziehungen mit narzisstisch geprägten Persönlichkeiten stellen oft eine besondere Herausforderung dar. Die Dynamiken sind komplex und können zu einem Ungleichgewicht in der Machtverteilung führen. Kontrollverhalten, subtile Manipulation und die Schwierigkeit, Grenzen zu respektieren, belasten die Beziehung und können beim Partner zu Selbstzweifeln, Angst und Depressionen führen. Um diesen negativen Spiralen entgegenzuwirken, ist es wichtig, die Dynamiken zu verstehen und Strategien zu entwickeln, die Ihnen helfen, Ihre Autonomie und Ihr Wohlbefinden zu schützen.

Ein erster Schritt besteht darin, sich der verschiedenen Kontrollmechanismen bewusst zu werden. Diese reichen von finanzieller Abhängigkeit über die Überwachung der Kommunikation bis hin zu subtilen Formen emotionaler Erpressung. Erkennen Sie solche Muster in Ihrer Beziehung, ist es entscheidend, klare Grenzen zu setzen. Dies erfordert Mut und Konsequenz, da narzisstische Persönlichkeiten oft versuchen, diese Grenzen zu ignorieren oder zu untergraben. Beginnen Sie mit kleinen Schritten, indem Sie beispielsweise unangemessene Forderungen ablehnen oder den Kontakt zeitlich begrenzen. Je konsequenter Sie Ihre Grenzen kommunizieren und verteidigen, desto größer ist die Wahrscheinlichkeit, dass sie langfristig respektiert werden. Seien Sie sich jedoch bewusst, dass dies zu Widerstand und verstärkten Manipulationsversuchen führen kann. Bereiten Sie sich innerlich darauf vor und suchen Sie sich Unterstützung bei Freunden, Familie oder professionellen Beratern.

Die Kommunikation mit einer narzisstischen Person erfordert besondere Strategien. Vermeiden Sie direkte Konfrontationen oder Kritik, da diese meist zu defensiven Reaktionen führen. Stattdessen versuchen Sie, die Perspektive des anderen zu reflektieren, indem Sie seine Aussagen zusammenfassen und Verständnis signalisieren. Dies kann helfen, die emotionale Eskalation zu deeskalieren und eine konstruktive Gesprächsbasis zu schaffen. Gleichzeitig ist es wichtig, Ihre eigenen Bedürfnisse klar und respektvoll zu formulieren. Konzentrieren Sie sich dabei auf Ihr eigenes Empfinden und vermeiden Sie Schuldzuweisungen. Sprechen Sie beispielsweise von "Ich-Botschaften": "Ich fühle mich nicht respektiert, wenn..." anstatt "Du respektierst mich nicht". In emotional aufgeladenen Situationen kann es hilfreich sein, das Gespräch zu vertagen, bis sich die Gemüter beruhigt haben.

Der Aufbau von Resilienz und die Stärkung Ihrer Selbstbehauptung sind entscheidend, um die negativen Auswirkungen der Beziehungsdynamik abzufedern. Investieren Sie in Ihre Selbstfürsorge, pflegen Sie Ihre sozialen Kontakte und suchen Sie sich professionelle Unterstützung, wenn Sie diese benötigen. Ein Therapeut kann Ihnen helfen, Ihre Bedürfnisse zu erkennen, Ihre Grenzen zu stärken und Strategien zur Selbstwertregulierung zu entwickeln. Der Weg aus ungesunden Beziehungsdynamiken erfordert Zeit, Geduld und Selbstreflexion. Es ist ein Prozess, der mit Herausforderungen verbunden ist, aber letztendlich zu mehr Autonomie, Selbstbewusstsein und Wohlbefinden führt. Geben Sie sich selbst die Erlaubnis, Ihre Bedürfnisse zu priorisieren und für ein gesünderes Beziehungsumfeld einzustehen. Sie haben die Kraft, positive Veränderungen in Ihrem Leben zu bewirken.

5. Heilungsprozesse

Wie findet man nach einer toxischen Beziehung zurück zu sich selbst? Der Weg aus den Verstrickungen mit einem narzisstischen Menschen gleicht einer Reise, die Geduld und Mut erfordert. Während die Wunden der Vergangenheit heilen, entwickeln sich neue Perspektiven und Handlungsmuster. Die professionelle Begleitung kann dabei helfen, verschüttete Ressourcen wiederzuentdecken und die eigenen Grenzen neu zu definieren. In diesem Kapitel beleuchten wir die entscheidenden Schritte, die aus der Krise in ein selbstbestimmtes Leben führen.

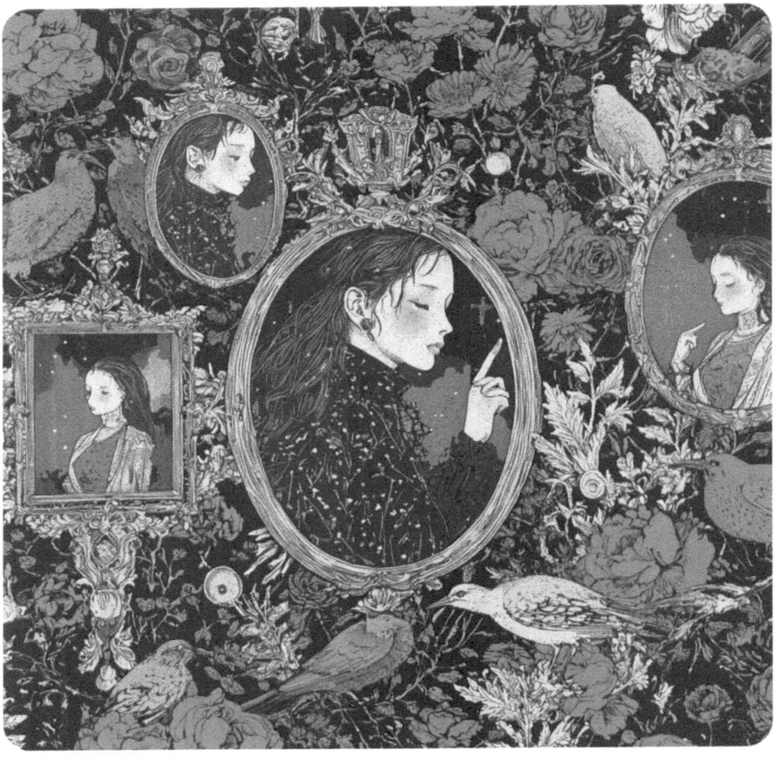

5. 1 Selbstfürsorge

Selbstfürsorge im Heilungsprozess nach narzisstischem Missbrauch ist essenziell für die emotionale Stabilisierung und den Aufbau eines gesunden Selbstwertgefühls. Sie umfasst die Regulation von Emotionen, die Aktivierung innerer Ressourcen und die Entwicklung konstruktiver Bewältigungsstrategien. Dabei stellen die Überwindung dysfunktionaler Muster und der Umgang mit Selbstwertbedrohungen zentrale Herausforderungen dar. Die Auseinandersetzung mit den eigenen Emotionen, Gedanken und Verhaltensweisen ermöglicht ein tieferes Verständnis der eigenen Bedürfnisse und fördert die Selbstwahrnehmung. Ein stabiles Selbstbild und die Fähigkeit zur Selbstregulation bilden die Basis für ein erfülltes Leben. Entdecken Sie im Folgenden, wie Sie Selbstfürsorge konkret in Ihren Heilungsprozess integrieren und Ihre Selbstwirksamkeit stärken können.

Wahre Selbstfürsorge im Heilungsprozess bedeutet, Emotionen nicht zu unterdrücken, sondern sie zu verstehen, zu akzeptieren und konstruktiv zu regulieren, um so zu einem stabilen Selbstwert zu finden.

Emotionale Stabilisierung

Emotionale Stabilisierung ist ein Prozess, der das Erkennen, Verstehen und Regulieren von Emotionen umfasst. Dies beinhaltet die Fähigkeit, verschiedene emotionale Zustände zu identifizieren und zu benennen sowie die damit verbundenen Gedanken, Körperempfindungen und Verhaltensweisen zu verstehen [s73]. Ein wichtiger Schritt besteht darin, zwischen verschiedenen „Modi" zu differenzieren, wie dem Kind-Modus, dem Eltern-Modus und dem Erwachsenen-Modus. Diese Modi repräsentieren unterschiedliche emotionale Zustände und Bewältigungsstrategien. Durch die Arbeit mit diesen Modi können dysregulierte Emotionen erkannt und reguliert werden. Ähnlich wie in der Schema-Therapie, wo Techniken wie die Stuhlarbeit eingesetzt werden, geht es darum, diese Modi zu integrieren und einen gesunden inneren Dialog zu entwickeln [s74] [s73]. So kann beispielsweise ein Wechsel vom wütenden Kind-Modus zum beruhigenden Erwachsenen-Modus durch gezielte Selbstberuhigungstechniken erreicht werden.

Die Fähigkeit, Emotionen zu regulieren, ist grundlegend für ein stabiles emotionales Erleben. Dies bedeutet nicht, Emotionen zu unterdrücken, sondern sie angemessen auszudrücken und zu verarbeiten [s74]. Kunsttherapie bietet hier vielfältige Möglichkeiten. Durch kreative Prozesse, wie Malen, können Emotionen externalisiert und reflektiert werden. Das Wertschätzen der eigenen künstlerischen Werke fördert Selbstakzeptanz und Selbstmitgefühl, was wiederum zur emotionalen Stabilisierung beiträgt [s74]. Die Kunsttherapie unterstützt die Integration verschiedener Persönlichkeitsanteile und stärkt die gesunde Erwachsenenfunktion,

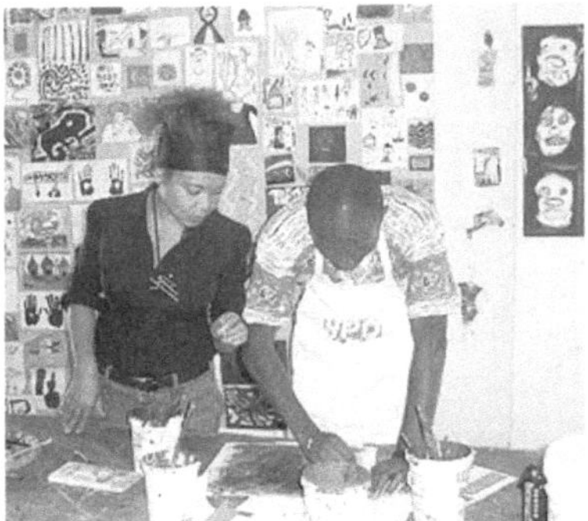

Kunsttherapie [i5]

indem sie den Kontakt zu eigenen Gefühlen und Bedürfnissen fördert [s74]. Gleichzeitig hilft sie, die Wahrnehmung von Situationen, Konflikten und Beziehungen zu verbessern und die Realität zu testen [s74]. Dadurch werden destruktive Muster überwunden und die Erfüllung von Grundbedürfnissen ermöglicht [s74]. Ein stabiles und sicheres Umfeld ist ebenfalls wichtig für die emotionale Stabilisierung. Konsistente Routinen und Zeitpläne helfen, emotionale und verhaltensbezogene Konsistenz zu fördern [s75]. Dies ist besonders relevant für Eltern, die ihren Kindern ein stabiles Umfeld bieten müssen, um deren emotionale Entwicklung zu unterstützen [s75]. Auch die therapeutische Beziehung bietet einen sicheren Rahmen, in dem Bedürfnisse ausgedrückt und validiert werden können [s73]. Die Validierung von Emotionen durch eine Bezugsperson oder einen Therapeuten spielt eine wichtige Rolle im Prozess der emotionalen Stabilisierung. Durch die Erfahrung von Verständnis und Akzeptanz lernen Betroffene, ihre eigenen Emotionen besser zu akzeptieren und zu regulieren. Emotionale Stabilisierung ist ein fortwährender Prozess, der Übung und Geduld erfordert. Es geht darum, die eigenen Emotionen immer besser zu verstehen, zu akzeptieren und konstruktiv damit umzugehen.

Gut zu wissen

Dysregulierte Emotionen

Im Kontext einer narzisstischen Beziehung können dysregulierte Emotionen auftreten, die durch intensive Stimmungsschwankungen, Überreaktionen und Schwierigkeiten bei der Emotionskontrolle gekennzeichnet sind. Diese können durch die toxische Dynamik der Beziehung und emotionale Vernachlässigung oder Missbrauch entstehen. Selbstfürsorgepraktiken wie Achtsamkeit und Selbstberuhigungstechniken können helfen, diese Emotionen zu bewältigen und emotionale Stabilität wiederzuerlangen.

Schema-Therapie

Die Schema-Therapie ist ein Therapieansatz, der sich auf die Identifizierung und Veränderung tief verwurzelter emotionaler Muster (Schemata) konzentriert, die in der Kindheit entstanden sind und zu Problemen im Erwachsenenalter führen können. Im Zusammenhang mit narzisstischem Missbrauch kann die Schema-Therapie helfen, die Auswirkungen traumatischer Erfahrungen zu verarbeiten und ungesunde Beziehungsmuster zu durchbrechen. Sie unterstützt die Entwicklung von Bewältigungsstrategien und fördert die Selbstfürsorge, um emotionale Stabilität und ein gesundes Selbstwertgefühl aufzubauen.

Emotionale Stabilitätsentwicklung

Veranschaulicht die typische Entwicklung der emotionalen Stabilität während der Genesung von narzisstischem Missbrauch.

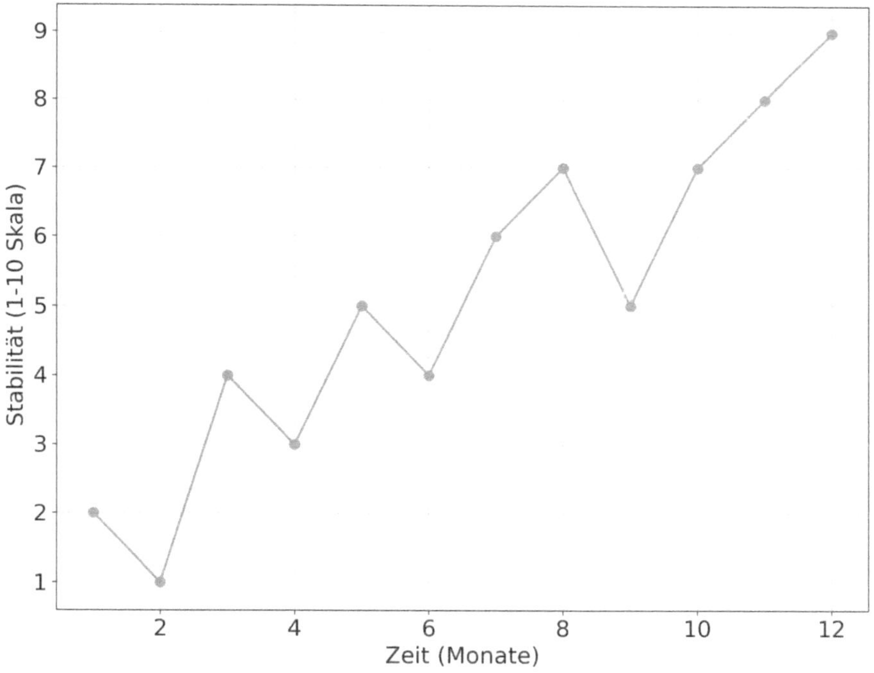

Der Graph zeigt eine anfängliche Phase intensiver emotionaler Schwankungen, gefolgt von einer allmählichen Zunahme der Stabilität. Während Rückschläge auftreten können, geht der Gesamttrend in Richtung besserer emotionaler Regulation und Resilienz. Dies unterstreicht die Bedeutung konsequenter Selbstfürsorge-Praktiken und therapeutischer Unterstützung.

Ressourcenaktivierung

Ressourcenaktivierung im Kontext der Selbstfürsorge bei narzisstischer Persönlichkeitsstörung zielt auf die Stärkung der selbstwirksamkeit und die Förderung von Selbstregulation ab. Für Menschen mit gering integrierten Persönlichkeitsstrukturen liegt der Schwerpunkt auf der Schulung der Körperwahrnehmung und der Verbesserung der Fähigkeit, Gefühle und Bedürfnisse verbal auszudrücken [s76]. Das bewusste Spüren körperlicher Signale, etwa von Anspannung oder Entspannung, kann als Ankerpunkt dienen und die Verbindung zu sich selbst stärken. Gleichzeitig ermöglicht das Benennen von Emotionen eine differenziertere Wahrnehmung des eigenen Innenlebens und erleichtert die Kommunikation mit anderen. Bei stärker integrierten Persönlichkeitsstrukturen rückt die Verknüpfung von emotionalen Erfahrungen mit positiven Erlebnissen in den Vordergrund, um die Selbstregulation zu verbessern [s76]. Erinnerungen an Erfolgserlebnisse oder Momente der Freude können als Ressource genutzt werden, um in emotional herausfordernden Situationen Stabilität zu finden. Durch die bewusste Fokussierung auf diese positiven Anker kann ein innerer Ausgleich geschaffen und die emotionale Regulation verbessert werden. Die therapeutische Beziehung bietet dabei einen geschützten Raum, um diese Ressourcen zu entdecken und zu aktivieren. Der Therapeut unterstützt die Person dabei, ihre Stärken und Fähigkeiten zu erkennen und zu nutzen, um so die Selbstfürsorge zu fördern und die Selbstwirksamkeit zu steigern. So kann etwa das gemeinsame Erarbeiten einer Liste persönlicher Ressourcen, wie Hobbys, soziale Kontakte oder besondere Fähigkeiten, dazu beitragen, die eigene Widerstandsfähigkeit zu stärken und den Selbstwert zu erhöhen. Durch die regelmäßige Aktivierung dieser Ressourcen kann ein positiver Kreislauf entstehen, der die emotionale Stabilität und das allgemeine Wohlbefinden fördert.

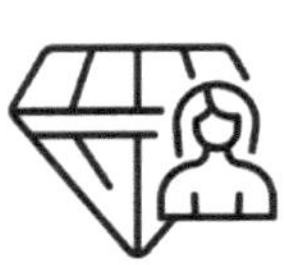

Integrierte Persönlichkeitsstruktur

Eine integrierte Persönlichkeitsstruktur zeichnet sich durch ein stabiles Selbstbild, die Fähigkeit zur Selbstreflexion und ein realistisches Selbstwertgefühl aus. Im Gegensatz dazu haben Menschen mit einer gering integrierten Persönlichkeitsstruktur Schwierigkeiten, ihre Gefühle und Bedürfnisse zu verstehen und zu regulieren, was sich häufig in einem instabilen Selbstwertgefühl und einer starken Abhängigkeit von externer Bestätigung äußert.

Körperwahrnehmung

Körperwahrnehmung beschreibt die Fähigkeit, die Signale des eigenen Körpers bewusst wahrzunehmen und zu interpretieren. Für Menschen mit narzisstischer Persönlichkeitsstörung kann die Schulung der Körperwahrnehmung hilfreich sein, um frühzeitig Anzeichen von Stress oder emotionaler Überforderung zu erkennen und entsprechend darauf zu reagieren. Dies kann durch Übungen wie Yoga, Meditation oder progressive Muskelentspannung unterstützt werden.

Ressourcenaktivierung für Selbstfürsorge

Zugänglichkeit von Selbstfürsorge-Ressourcen

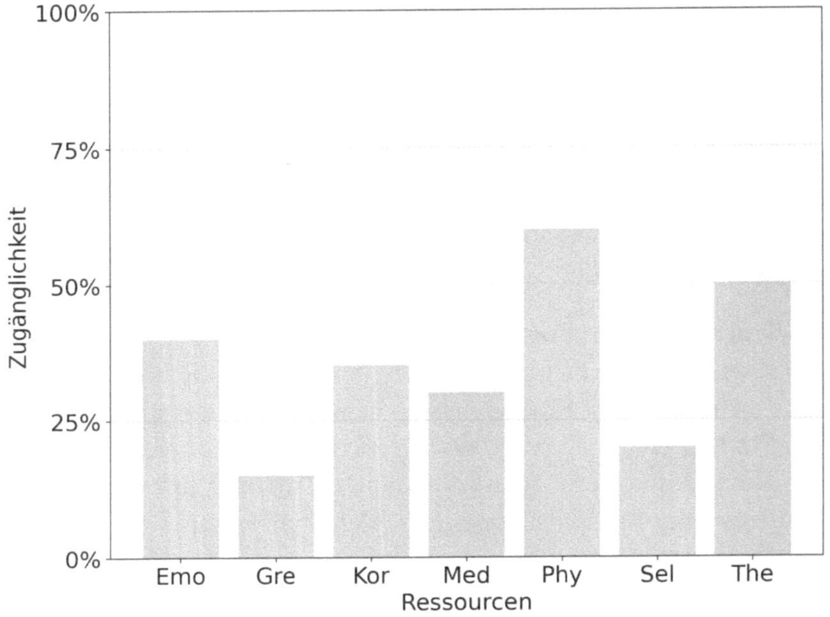

Emo: Emotionsregulation

Gre: Grenzen setzen

Kor: Körperliche Gesundheit

Med: Meditation

Phy: Physische Gesundheit

Sel: Selbstmitgefühl

The: Therapie/Unterstützung

Diese Grafik zeigt die unterschiedlichen Zugänglichkeitsniveaus für verschiedene Selbstfürsorge-Ressourcen. Während einige Ressourcen wie Grenzen setzen und Therapie eine moderate Zugänglichkeit aufweisen, bleiben andere wie emotionale Regulation und Selbstmitgefühl deutlich herausfordernd. Dies deutet auf die Notwendigkeit gezielter Bemühungen zur Verbesserung des Zugangs zu diesen wichtigen Ressourcen für Personen hin, die an ihrer Selbstfürsorge arbeiten, insbesondere im Kontext der narzisstischen Persönlichkeitsstörung, bei der diese Fähigkeiten oft unterentwickelt sind.

Selbstwertstärkung

Selbstwertstärkung baut auf einem realistischen Selbstbild auf und erfordert konstruktive Strategien zur Bewältigung von Selbstwertbedrohungen [s77]. Anstatt unrealistische Erwartungen an sich selbst zu stellen, geht es darum, die eigenen Stärken und Schwächen gleichermaßen anzuerkennen und zu akzeptieren. Dieser Prozess der Selbstakzeptanz bildet die Grundlage für einen stabilen Selbstwert, der weniger anfällig für äußere Einflüsse ist. Negative Selbstgespräche und übermäßige Selbstkritik gilt es zu erkennen und durch positive, unterstützende Gedanken zu ersetzen. Etwa kann die Formulierung "Ich habe einen Fehler gemacht, aber daraus kann ich lernen" hilfreicher sein als "Ich bin ein Versager". Die Selbstwertregulation, also die Fähigkeit, mit Schwankungen des Selbstwerts umzugehen, wird durch die Auseinandersetzung mit den eigenen Emotionen und Verhaltensmustern verbessert [s77]. Kognitive Verhaltenstherapie (KVT) bietet hier hilfreiche Werkzeuge, wie die kognitive Umstrukturierung, um negative Denkmuster zu identifizieren und zu verändern [s77]. Durch die bewusste Reflexion der eigenen Gedanken und Gefühle können ungesunde Verhaltensweisen, die den Selbstwert untergraben, erkannt und schrittweise durch konstruktive Bewältigungsstrategien ersetzt werden. Das bewusste Wahrnehmen und Benennen von Gefühlen – etwa das Aufschreiben emotionaler Reaktionen in einem Tagebuch – unterstützt diesen Prozess und fördert die Selbstwahrnehmung. Die Konfrontation mit angstauslösenden Situationen im Rahmen der Verhaltens-Exposition, einer weiteren KVT-Technik, kann dazu beitragen, neue positive Erfahrungen zu sammeln und den Selbstwert nachhaltig zu stärken [s77]. So kann beispielsweise die Angst vor Ablehnung durch aktives Eingehen sozialer Kontakte schrittweise abgebaut und das Selbstvertrauen im Umgang mit anderen Menschen gestärkt werden.

Gut zu wissen

Kognitive Verhaltenstherapie (KVT)

KVT kann Menschen mit narzisstischer Persönlichkeitsstörung helfen, ungünstige Denkmuster und Verhaltensweisen zu erkennen und zu verändern, die zu Problemen im Umgang mit dem Selbstwertgefühl führen.

Selbstwertbedrohungen

Bei Menschen mit narzisstischer Persönlichkeitsstörung können Selbstwertbedrohungen starke emotionale Reaktionen wie Wut, Scham oder Angst auslösen, da ihr Selbstwertgefühl oft fragil ist und von äußerer Bestätigung abhängt.

Verhaltens-Exposition

Die Verhaltens-Exposition unterstützt Betroffene dabei, sich schrittweise ihren Ängsten zu stellen, z.B. der Angst vor Kritik oder Ablehnung. Durch positive Erfahrungen in diesen Situationen kann der Selbstwert gestärkt werden.

Selbstwertgefühl und Selbstfürsorge Schwerpunktbereiche (NPS Kontext)

Verteilung der Schwerpunktbereiche zum Aufbau echten Selbstwerts.

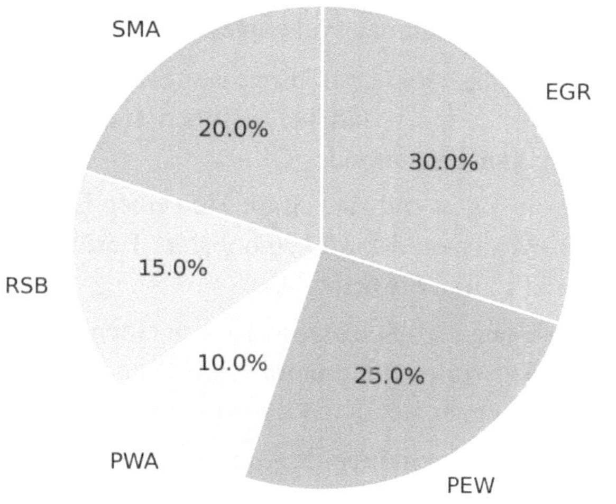

EGR: Emotionsregulierung

PEW: Persönliche Entwicklung

PWA: Persönliches Wachstum

RSB: Realistische Selbstbewertung

SMA: Selbstmitgefühl/Akzeptanz

Diese Grafik unterstreicht die Bedeutung der Auseinandersetzung mit verschiedenen Aspekten des Selbstwertgefühls und der Selbstfürsorge im Kontext der narzisstischen Persönlichkeitsstörung. Ein wesentlicher Teil konzentriert sich auf die Emotionsregulierung und betont die Notwendigkeit, gesunde Bewältigungsmechanismen für emotionale Belastungen zu entwickeln. Die Entwicklung zwischenmenschlicher Fähigkeiten deutet auf die Notwendigkeit hin, gesündere Beziehungen auf der Grundlage von Empathie und gegenseitigem Respekt aufzubauen. Selbstmitgefühl und Akzeptanz bilden die Grundlage für dauerhafte Veränderungen, während realistische Selbsteinschätzung eine ausgewogene Sicht auf Stärken und Schwächen fördert. Schließlich konzentriert sich das persönliche Wachstum darauf, echten Selbstwert jenseits äußerer Bestätigung zu fördern.

Konkrete Ratschläge

- Schaffen Sie sich täglich kleine Rituale der Stille, um Ihre innere Stimme wieder besser wahrzunehmen.
- Verbinden Sie Ihre Selbstfürsorge mit kreativem Ausdruck: Schreiben Sie Gedichte über Ihre Gefühle oder komponieren Sie Melodien, die Ihre Stimmung widerspiegeln.
- Entwickeln Sie ein persönliches "Erste-Hilfe-Set" für emotionale Notfälle: Packen Sie Dinge hinein, die Ihnen Trost spenden, wie ein Lieblingsbuch oder ein duftendes Öl.
- Gehen Sie in die Natur und suchen Sie sich einen Baum oder einen Stein, der Ihre Widerstandskraft symbolisiert. Berühren Sie ihn regelmäßig und spüren Sie seine Kraft.
- Verwandeln Sie negative Selbstgespräche in einen Dialog mit Ihrem inneren Kind: Antworten Sie ihm mitfühlend und verständnisvoll, wie Sie es bei einem echten Kind tun würden.
- Stellen Sie sich vor Ihrem inneren Auge einen sicheren Ort vor, an dem Sie sich geborgen fühlen. Besuchen Sie diesen Ort in Ihrer Fantasie, wann immer Sie Trost und Schutz brauchen.
- Entwickeln Sie ein persönliches Symbol für Ihre Heilung, z. B. einen Edelstein oder ein selbstgemaltes Bild. Tragen Sie es bei sich und erinnern Sie sich an Ihre Stärke.
- Bewegen Sie sich intuitiv zu Musik, die Ihre Emotionen ausdrückt. Lassen Sie Ihren Körper die Gefühle freisetzen.
- Schreiben Sie sich selbst einen Liebesbrief, in dem Sie all Ihre positiven Eigenschaften und Stärken würdigen.

5. 2 Therapeutische Ansätze

Therapeutische Ansätze bei narzisstischer Persönlichkeitsstörung adressieren Schwierigkeiten in der Traumabewältigung, der Veränderung dysfunktionaler Verhaltensmuster und der Entwicklung von Beziehungsfähigkeit. Die Behandlung umfasst die Bearbeitung zugrunde liegender Traumata, die Veränderung von Denkmustern und Verhaltensweisen sowie die Förderung von Selbstreflexion und Empathie. Diese Herausforderungen zu bewältigen, ist ein komplexer Prozess, der sowohl den Patienten als auch den Therapeuten fordert. Der Weg zur Heilung ist anspruchsvoll, aber erreichbar: Dieses Kapitel bietet Orientierung und Hoffnung.

Ein gesundes Behandlungsbündnis zwischen Patient und Therapeut ist essenziell für den Therapieerfolg bei narzisstischer Persönlichkeitsstörung, da es die Grundlage für die Bewältigung von Traumata, die Veränderung von Verhaltensmustern und die Entwicklung von Beziehungsfähigkeit bildet.

Traumabewältigung

Traumabewältigung im Kontext einer narzisstischen Persönlichkeitsstörung (NPD) konzentriert sich auf die Bearbeitung der zugrunde liegenden Traumata, die zur Entwicklung der NPD beigetragen haben können. Dabei ist zu beachten, dass NPD nicht immer durch Traumata verursacht wird, aber traumatische Erfahrungen die Entstehung und Ausprägung der Störung beeinflussen können [s78]. Die Therapie zielt darauf ab, die emotionalen Reaktionen auf diese Traumata zu regulieren und neue Bewältigungsstrategien zu entwickeln. Kognitive Verhaltenstherapie (KVT) bietet hier einen strukturierten Rahmen. KVT hilft Patienten, ihre gewohnheitsmäßigen Reaktionen auf Selbstwertbedrohungen, die oft mit vergangenen Traumata verbunden sind, zu erkennen und zu verändern [s79]. Ein Patient, der in seiner Kindheit ständige Kritik erfahren hat, könnte beispielsweise in seinem Erwachsenenleben übermäßig empfindlich auf Kritik reagieren. Durch KVT lernt er, diese automatischen Gedanken und Gefühle zu identifizieren und zu hinterfragen, um neue, gesündere Reaktionen zu entwickeln. Die kognitive Umstrukturierung, ein Bestandteil der KVT, unterstützt dabei, negative Denkmuster zu verändern [s79]. Verhaltensinterventionen helfen, sich angstauslösenden Situationen, die an das Trauma erinnern, zu stellen [s79]. So kann ein Patient, der aufgrund früherer Zurückweisung Angst vor Nähe hat, schrittweise lernen, intime Beziehungen aufzubauen. Die Psychoedukation spielt in der KVT eine wichtige Rolle [s79]. Patienten lernen die Zusammenhänge zwischen ihren Gedanken, Gefühlen und Verhaltensweisen zu verstehen. Sie erkennen, wie ihre Traumaerfahrungen ihre aktuellen Reaktionen beeinflussen. Zusätzlich zu KVT gibt es weitere Therapieansätze wie die dialektisch-behaviorale Therapie (DBT) und die schema-fokussierte Therapie (SFT), die bei der Behandlung von Persönlichkeitsstörungen, insbesondere der Borderline-Persönlichkeitsstörung, wirksam sind [s80]. DBT fokussiert auf die Regulation emotionaler Intensität [s80], während SFT frühkindliche maladaptive Schemata bearbeitet, die die

Bedürfnisbefriedigung beeinträchtigen [s80]. Das Erlernen neuer

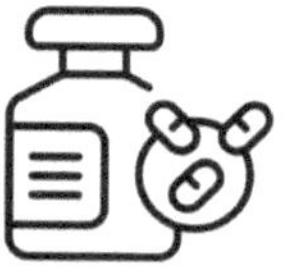

Fähigkeiten zur Emotionsregulation und Stressbewältigung ist wichtig [s81] [s80]. Diese Fähigkeiten helfen Patienten, mit den emotionalen Folgen ihrer Traumata umzugehen und destruktive Verhaltensmuster, die oft Teil der NPD sind, zu vermeiden. Die therapeutische Beziehung ist dabei von großer Bedeutung [s78] [s80] [s82]. Eine vertrauensvolle und unterstützende Beziehung zum Therapeuten ermöglicht es dem Patienten, sich sicher zu fühlen und sich den schwierigen Themen der Traumabewältigung zu stellen. Die Therapie sollte sich nicht nur auf die Reduzierung von Verhaltensweisen konzentrieren, sondern auch den Patienten ermutigen, ihre Symptome und psychosozialen Stressoren zu äußern [s78]. Die Behandlung von NPD erfordert realistische Ziele und die Berücksichtigung des Behandlungsrahmens, der Beziehungen und des Selbstwertgefühls des Patienten [s82]. Die Motivation zur Therapie kann durch verschiedene Faktoren beeinflusst werden, wie Ultimaten von Familie oder Freunden, Lebensunzufriedenheit oder akute Lebenskrisen [s82]. Die Behandlung sollte auf die Entwicklung eines besseren Bewusstseins für maladaptive Muster abzielen und den Patienten helfen, messbare Fortschritte zu erzielen [s82]. Die Einbeziehung von Paar- oder Gruppentherapie kann hilfreich sein, um Beziehungsmuster zu adressieren [s82].

Gut zu wissen

Kognitive Umstrukturierung

Die kognitive Umstrukturierung hilft Betroffenen, negative und verzerrte Gedankenmuster, die ihren Selbstwert und ihre Beziehungen beeinflussen, zu identifizieren und durch realistischere und hilfreichere Gedanken zu ersetzen. Dies verbessert den Umgang mit Kritik und fördert ein gesünderes Selbstbild.

Psychosoziale Stressoren

Psychosoziale Stressoren sind belastende Faktoren im sozialen Umfeld, wie z.B. Konflikte in Beziehungen, Arbeitsplatzprobleme oder finanzielle Schwierigkeiten, die die Symptome der narzisstischen Persönlichkeitsstörung verstärken und den Therapieerfolg beeinflussen können.

Therapeutische Ansätze bei Traumata durch narzisstischen Missbrauch

Häufige Therapieformen für die Genesung von narzisstischem Missbrauchstrauma.

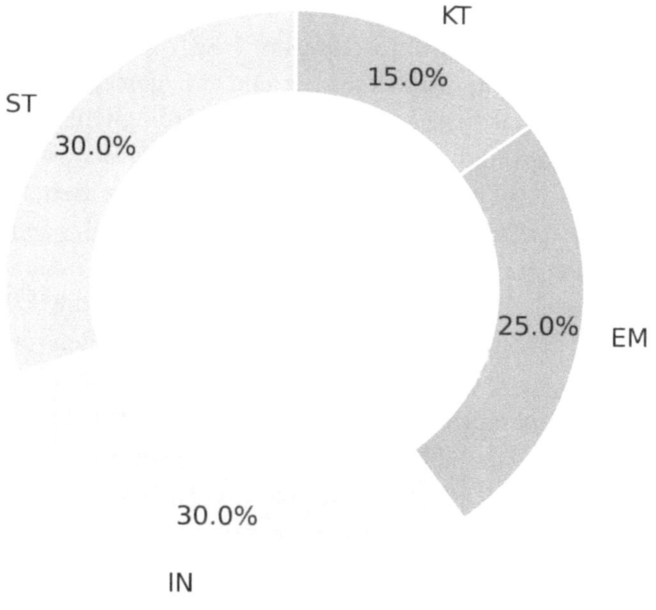

EM: EMDR

KT: Kognitive Therapie (KVT/DBT)

IN: Integrative Therapien

ST: Schematherapie

Während Schematherapie und EMDR als wichtige Ansätze hervorgehoben werden, nutzt ein bedeutender Teil integrative Methoden, die verschiedene Techniken kombinieren. Dies deutet darauf hin, dass die Traumaheilung nach narzisstischem Missbrauch oft einen maßgeschneiderten Ansatz erfordert, der mehrere therapeutische Modalitäten nutzt, um der komplexen und vielschichtigen Natur des Traumas gerecht zu werden.

Verhaltensmuster durchbrechen

Verhaltensmuster, die im Kontext einer narzisstischen Persönlichkeitsstörung auftreten, zu durchbrechen, erfordert ein strukturiertes Vorgehen und die Berücksichtigung verschiedener Aspekte. Ein wichtiger Schritt besteht darin, zu Beginn der Therapie die diagnostischen Erkenntnisse mit dem Patienten zu besprechen und gemeinsam realistische Therapieziele festzulegen [s83]. Dieser Austausch dient dazu, die Behandlung zu verankern und ein gemeinsames Verständnis der Problematik zu schaffen. Gleichzeitig ermöglicht die Verhandlung des Behandlungsrahmens eine Klärung der Erwartungen an die Therapie und hilft, potenzielle Schwierigkeiten im Behandlungsverlauf frühzeitig zu erkennen [s83]. Ein kooperatives Behandlungsbündnis zwischen Patient und Therapeut ist dabei nicht nur ein Behandlungsziel, sondern auch eine Strategie, um die Effektivität der Therapie zu erhöhen [s83]. Neben der NPD sollten auch eventuell vorhandene komorbide Störungen, wie etwa Angststörungen oder Depressionen, berücksichtigt und gegebenenfalls separat behandelt werden [s83]. Die FRAMES-Technik (Feedback, Verantwortung, Ratschläge, Strategien, Empathie und Selbstwirksamkeit) bietet einen umfassenden Ansatz, um Verhaltensänderungen zu fördern und den therapeutischen Fortschritt zu unterstützen [s84]. Etwa kann ein Patient durch regelmäßiges Feedback lernen, seine Verhaltensweisen in sozialen Interaktionen besser einzuschätzen und durch die Entwicklung neuer Strategien adäquatere Reaktionen zu erlernen. Das Verstehen der kognitiven_verzerrungen, die bei Menschen mit NPD häufig vorkommen – wie etwa die Tendenz, Kritik persönlich zu nehmen oder die Leistungen anderer zu schmälern – ist entscheidend, um den Therapieprozess effektiv zu gestalten und Fortschritte zu erzielen [s84]. Ein Patient, der die eigenen verzerrten Wahrnehmungen und Denkmuster erkennt, kann

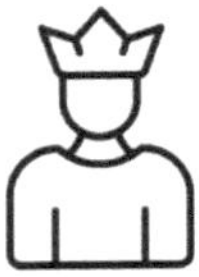

diese im therapeutischen Kontext hinterfragen und alternative Sichtweisen entwickeln.

Gut zu wissen

Behandlungsbündnis

Das Behandlungsbündnis beschreibt die therapeutische Beziehung und die Zusammenarbeit zwischen Patient und Therapeut. Ein starkes Behandlungsbündnis, das auf Vertrauen, Respekt und gemeinsamen Zielen basiert, ist für den Erfolg der Therapie, insbesondere bei der Behandlung einer narzisstischen Persönlichkeitsstörung, von entscheidender Bedeutung. Es fördert die Motivation des Patienten, sich auf den Therapieprozess einzulassen und Veränderungen herbeizuführen.

Komorbide Störungen

Komorbide Störungen sind zusätzliche psychische Erkrankungen, die gleichzeitig mit einer narzisstischen Persönlichkeitsstörung auftreten können. Beispiele hierfür sind Angststörungen, Depressionen, Substanzmissbrauch oder andere Persönlichkeitsstörungen. Die Behandlung von komorbiden Störungen ist wichtig, um den gesamten Gesundheitszustand des Patienten zu verbessern und den Erfolg der Therapie für die narzisstische Persönlichkeitsstörung zu unterstützen.

Erfolgsquoten Therapeutischer Ansätze

Erfolg verschiedener Therapien bei NPS

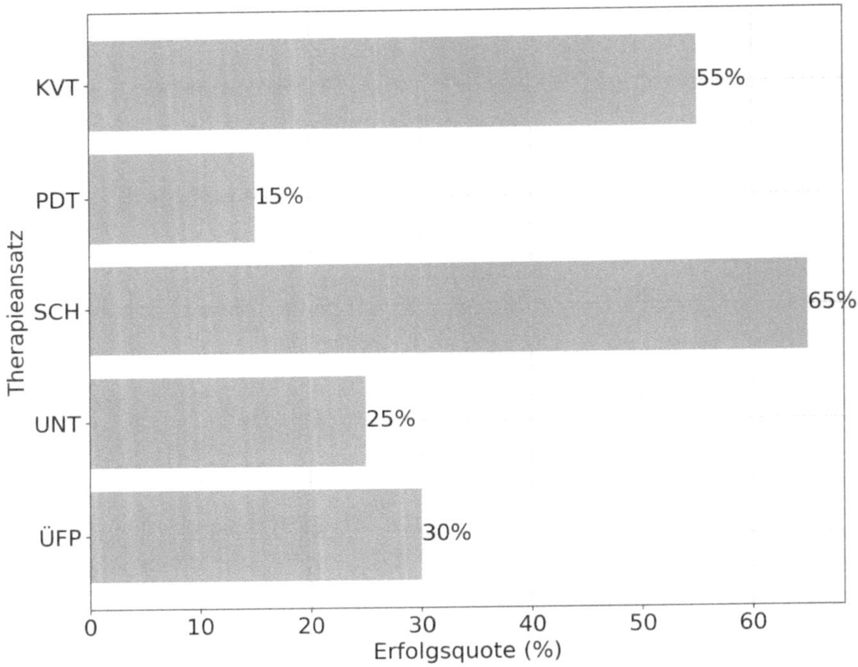

KVT: Kognitive Verhaltenstherapie

PDT: Psychodynamische Therapie

SCH: Schema-Therapie

ÜFP: Übertragungsfokussierte Psychotherapie

UNT: Unterstützende Therapie

Schema-Therapie zeigt die höchste Erfolgsquote, gefolgt von der Übertragungsfokussierten Psychotherapie. Die anderen Ansätze weisen deutlich geringere Erfolgsquoten auf, wobei die unterstützende Therapie am wenigsten effektiv erscheint.

Beziehungsfähigkeit entwickeln

Der Aufbau von Beziehungsfähigkeit bei einer narzisstischen Persönlichkeitsstörung beginnt mit der Förderung von selbstreflexion [s85]. Nur wer die eigenen Verhaltensweisen, Gedanken und Gefühle in Beziehungen betrachtet und versteht, kann beginnen, ungünstige Muster zu verändern. Diese Selbstbeobachtung kann durch gezielte Fragen im therapeutischen Setting angeregt werden, etwa indem der Patient seine Interaktionen mit anderen analysiert und die Auswirkungen seines Handelns auf das Gegenüber reflektiert. Ein wichtiger Aspekt ist dabei, die Motivation des Patienten für eine Veränderung zu stärken [s85]. Ähnlich wie bei der Traumabewältigung, wo die Bereitschaft zur Auseinandersetzung mit schmerzhaften Erfahrungen entscheidend ist, muss auch hier der Wunsch nach Verbesserung der Beziehungsfähigkeit intrinsisch verankert sein. Dieser Prozess kann durch die Exploration der Vor- und Nachteile des aktuellen Verhaltens sowie der potenziellen Vorteile einer verbesserten Beziehungsfähigkeit unterstützt werden. Die therapeutische Beziehung selbst dient dabei als Modell für eine gesunde Interaktion und kann dem Patienten neue Erfahrungen im Umgang mit Nähe und Empathie ermöglichen. Interventionen, die auf die Steigerung der emotionalen Akzeptanz und Klarheit abzielen, sind nicht nur im Kontext der NPD hilfreich, sondern finden auch bei anderen Persönlichkeitsstörungen Anwendung [s86]. Die Akzeptanz der eigenen Emotionen, ohne diese zu bewerten oder zu unterdrücken, bildet die Grundlage für ein besseres Verständnis der eigenen Bedürfnisse und der Bedürfnisse anderer.

Klarheit über die eigenen Emotionen ermöglicht zudem eine differenziertere Kommunikation und reduziert Missverständnisse in zwischenmenschlichen Interaktionen. Dabei ist zu berücksichtigen, dass es keinen allgemeingültig überlegenen Therapieansatz gibt und die Auswahl der Methoden individuell angepasst werden sollte [s87]. So kann ein Patient, der Schwierigkeiten hat, die Perspektive anderer einzunehmen, durch Übungen zur perspektivuebernahme und Empathie gefördert werden. Ein anderer Patient, der dazu neigt, seine Bedürfnisse über die anderer zu stellen, könnte von Übungen zur Förderung von Kompromissbereitschaft und Kooperation profitieren.

Gut zu wissen

Kompromissbereitschaft

Kompromissbereitschaft beschreibt die Fähigkeit, die eigenen Bedürfnisse und Wünsche mit denen anderer Menschen in Einklang zu bringen und gemeinsam Lösungen zu finden, die für alle Beteiligten akzeptabel sind. Im Kontext der Therapie von Narzissmus ist die Entwicklung von Kompromissbereitschaft ein wichtiger Schritt, um die Beziehungen zu anderen Menschen zu verbessern und Konflikte konstruktiv zu lösen.

Kooperation

Kooperation im therapeutischen Kontext beschreibt die aktive Mitarbeit und das gemeinsame Arbeiten von Patient und Therapeut an den Behandlungszielen. Bei der Therapie einer narzisstischen Persönlichkeitsstörung ist die Kooperation des Patienten besonders wichtig, da Veränderungen im Verhalten und in der Denkweise nur durch aktive Beteiligung erreicht werden können.

Therapeutischer Fortschritt bei narzisstischer Persönlichkeitsstörung

Korrelation zwischen therapeutischem Fortschritt, investierter Zeit und emotionaler Stabilität.

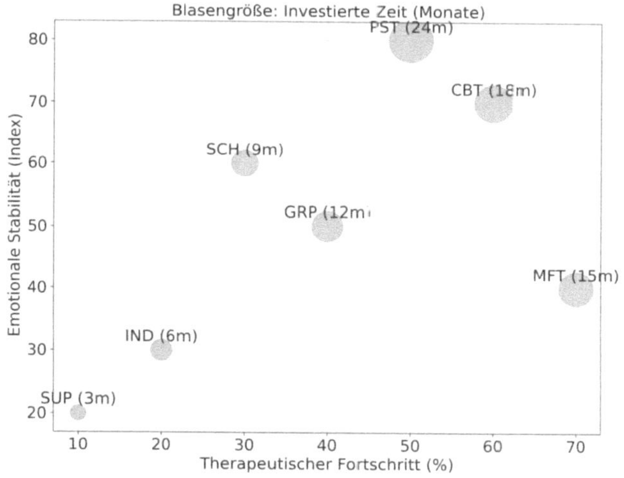

Blasengröße: Investierte Zeit (Monate)

CBT: Kognitive Verhaltenstherapie
GRP: Gruppentherapie
IND: Einzeltherapie
MFT: Multifamilientherapie
PST: Psychodynamisch-stützende Therapie
SCH: Schematherapie
SUP: Selbsthilfegruppen

Die Grafik deutet darauf hin, dass eine größere Zeitinvestition in die Therapie im Allgemeinen mit erhöhtem Fortschritt und emotionaler Stabilität korreliert. Allerdings zeigen einige Personen mit moderater Zeitinvestition eine höhere emotionale Stabilität als solche mit geringerem Fortschritt, was auf andere beitragende Faktoren hinweist. Umgekehrt zeigen einige Personen trotz geringerer Zeitinvestition bedeutende Fortschritte, was die individuelle Variation in der Reaktion auf die Therapie und das Potenzial für schnelle anfängliche Fortschritte hervorhebt. Die Größe der Blasen betont, dass Stabilitätsgewinne dort am ausgeprägtesten sind, wo Fortschritt und Zeitinvestition signifikant zusammentreffen.

Konkrete Ratschläge

- Verbinden Sie Ihren Atem mit der Vorstellung, belastende Emotionen wie Rauch auszuatmen und Ruhe wie frische Luft einzuatmen.
- Entwickeln Sie ein inneres Bild von sich selbst als starkem Baum, der trotz Sturm und Regen fest verwurzelt bleibt.
- Spüren Sie in Ihrem Körper nach, wo sich emotionale Blockaden befinden und versuchen Sie, diese Bereiche sanft durch Bewegung oder Berührung zu lösen.
- Schaffen Sie sich einen Altar der Selbstliebe mit Gegenständen, die Sie an Ihre Stärken und Erfolge erinnern.
- Schreiben Sie eine Geschichte über Ihren Heilungsprozess, in der Sie die Hauptfigur sind, die alle Herausforderungen meistert.
- Vergeben Sie sich selbst und anderen für vergangene Verletzungen. Stellen Sie sich vor, wie Sie symbolisch einen Stein loslassen, der Sie belastet hat.
- Entwickeln Sie ein Ritual der Dankbarkeit, indem Sie täglich drei Dinge notieren, für die Sie dankbar sind.
- Verwandeln Sie Ihre Narben in Symbole der Stärke und Widerstandsfähigkeit. Betrachten Sie sie als Zeichen Ihres Lebensweges.
- Suchen Sie die Nähe von Menschen, die Ihnen guttun und Ihnen positive Energie schenken.
- Lassen Sie sich von der Natur inspirieren: Beobachten Sie den Kreislauf von Werden und Vergehen und erkennen Sie Ihre eigene Kraft zur Erneuerung.
- Erlauben Sie sich, kindliche Freude und Leichtigkeit in Ihr Leben zu integrieren. Spielen Sie, lachen Sie und seien Sie kreativ.

5. 3 Nachhaltige Genesung

Nachhaltige Genesung von einer narzisstischen Persönlichkeitsstörung erfordert kontinuierliche Arbeit an der eigenen Persönlichkeit. Dieser Prozess beinhaltet die Entwicklung von Empathie, die Regulierung von Emotionen und den Aufbau gesunder Beziehungen. Er stellt Betroffene vor Herausforderungen, bietet aber gleichzeitig die Chance auf ein erfüllteres Leben. Dieser Abschnitt beleuchtet die damit verbundenen Chancen und Schwierigkeiten, ohne konkrete Lösungsansätze vorwegzunehmen. Entdecken Sie Ihr Potential für positive Veränderung und beginnen Sie Ihre Reise zu einem stabileren und authentischeren Selbst.

Nachhaltige Genesung von narzisstischen Mustern erfordert kontinuierliche Selbstreflexion und die Bereitschaft, alte Beziehungsmuster zu erkennen und durch authentische, respektvolle Interaktionen zu ersetzen.

Persönlichkeitsentwicklung

Persönlichkeitsentwicklung im Kontext einer narzisstischen Persönlichkeitsstörung (NPS) bedeutet, neue Denk- und Verhaltensmuster zu erlernen. Betroffene entwickeln oft in ihrer Kindheit ungesunde Strategien, um mit emotionalen Verletzungen und Bedürfnissen umzugehen. Die Persönlichkeitsentwicklung zielt darauf ab, diese Strategien zu erkennen und durch gesündere zu ersetzen. Ein wichtiger Schritt ist die Auseinandersetzung mit dem eigenen Selbstbild. Häufig besteht eine Diskrepanz zwischen dem grandiosen, nach außen präsentierten Selbst und dem inneren, verletzlichen Selbst. Diese Diskrepanz gilt es zu verringern, indem man lernt, sich selbst realistisch wahrzunehmen – mit Stärken und Schwächen. Akzeptanz der eigenen Unvollkommenheit ist ein wichtiger Meilenstein. Anstatt die eigenen Fehler zu leugnen oder auf andere zu projizieren, geht es darum, Verantwortung für das eigene Handeln zu übernehmen. Das kann bedeuten, sich für verletzendes Verhalten zu entschuldigen und konstruktive Kritik anzunehmen. Ein weiterer Aspekt der Persönlichkeitsentwicklung ist die Entwicklung von empathie. Menschen mit NPS haben oft Schwierigkeiten, die Gefühle und Bedürfnisse anderer Menschen zu erkennen und zu respektieren. Hier kann es hilfreich sein, aktiv zuzuhören und sich in die Perspektive des anderen hineinzuversetzen. Anstatt im Gespräch den Fokus auf sich selbst zu richten, übt man, wirklich zu verstehen, was der andere mitteilt. Gespräche können so zu einem Austausch werden, anstatt monologartig die eigenen Gedanken und Gefühle zu präsentieren. Durch die bewusste Wahrnehmung der Reaktionen des Gegenübers – Mimik, Gestik und Wortwahl – kann man lernen, die eigenen Worte und Handlungen auf ihre Wirkung hin zu überprüfen. Dies fördert die selbstreflexion und ermöglicht eine Anpassung des Verhaltens im Umgang mit anderen.

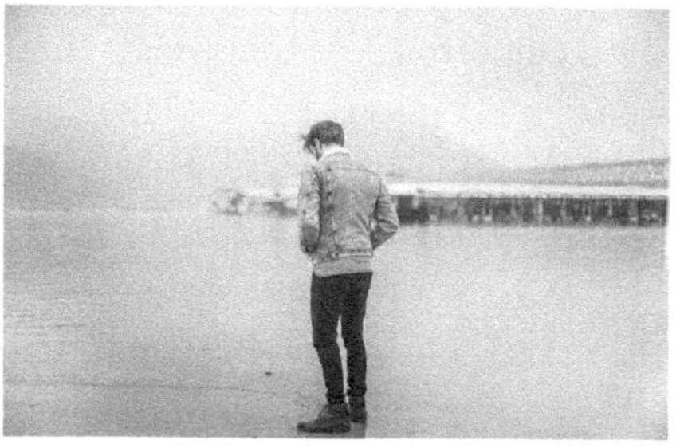

Selbstreflexion [i6]

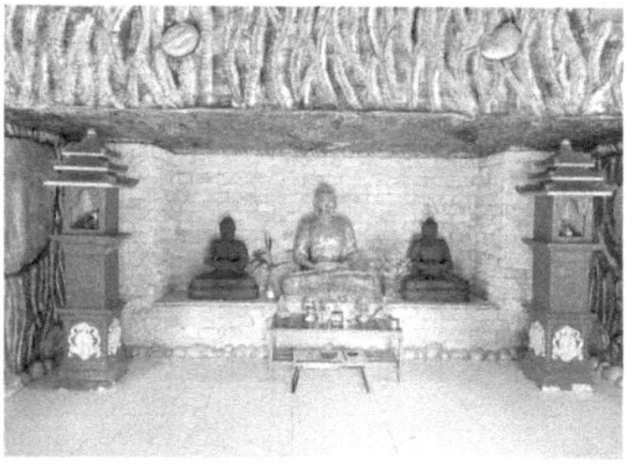

Achtsamkeitsübungen [i7]

Die Regulierung von Emotionen ist ebenfalls ein zentraler Punkt. Starke Stimmungsschwankungen, Wut und Kränkbarkeit sind häufige Begleiterscheinungen der NPS. Um diese zu kontrollieren, können verschiedene Techniken erlernt werden, wie Achtsamkeitsübungen oder progressive Muskelentspannung. Diese Techniken helfen, den eigenen Körper und die eigenen Gefühle besser wahrzunehmen und zu steuern. Anstatt impulsiv zu reagieren, lernt man, innezuhalten und bewusst zu entscheiden, wie man mit einer Situation umgeht. Das kann beispielsweise bedeuten, in einer angespannten Situation den Raum zu verlassen und erst zurückzukehren, wenn man sich beruhigt hat. Langfristig führt dies zu mehr emotionaler Stabilität und einem besseren Umgang mit Stress. Der Aufbau gesunder Beziehungen ist ein weiterer wichtiger Baustein der Persönlichkeitsentwicklung. Oftmals sind Beziehungen von Menschen mit NPS geprägt von Machtspielen, Manipulation und mangelnder emotionaler Nähe. Um gesunde, auf gegenseitigem Respekt basierende Beziehungen aufzubauen, ist es notwendig, alte Beziehungsmuster zu erkennen und zu verändern. Das bedeutet, die Bedürfnisse des Partners ernst zu nehmen und Kompromisse einzugehen. Anstatt den Partner zu idealisieren oder abzuwerten, lernt man, ihn als eigenständige Persönlichkeit mit Stärken und Schwächen zu akzeptieren. Authentizität und Verletzlichkeit in Beziehungen zulassen zu können, trägt dazu bei, echte Nähe und Vertrauen zu entwickeln. Die Entwicklung von Selbstwirksamkeit ist ebenfalls relevant. Menschen mit NPS definieren ihren Selbstwert oft über äußere Faktoren wie Erfolg, Anerkennung und Bewunderung. Im Rahmen der Persönlichkeitsentwicklung geht es darum, den Selbstwert unabhängig von externen Faktoren zu stärken. Das kann durch das Setzen realistischer Ziele und das Erleben eigener Kompetenz in verschiedenen Lebensbereichen geschehen. Neue Fähigkeiten zu erlernen, ein Hobby zu pflegen oder sich ehrenamtlich zu engagieren, kann das Selbstwertgefühl stärken und unabhängiger von der Bestätigung anderer machen. Der Fokus verschiebt sich von der Suche nach externer Anerkennung hin zur Entdeckung und Wertschätzung der eigenen inneren Ressourcen. Dieser Prozess erfordert Geduld und kontinuierliche Arbeit an sich selbst, führt aber langfristig zu mehr Stabilität, resilienz und Lebenszufriedenheit. Die Auseinandersetzung mit der eigenen Persönlichkeit ermöglicht es, authentisch zu leben und erfüllende Beziehungen zu gestalten. Sie ist ein lebenslanger Prozess, der immer wieder neue Herausforderungen und Entwicklungsmöglichkeiten mit sich bringt.

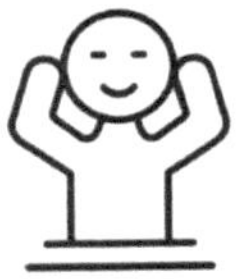

Fortschritt der emotionalen Regulation und Selbstwahrnehmung

Verfolgung des Fortschritts bei emotionaler Regulation und Selbstwahrnehmung während der Genesung.

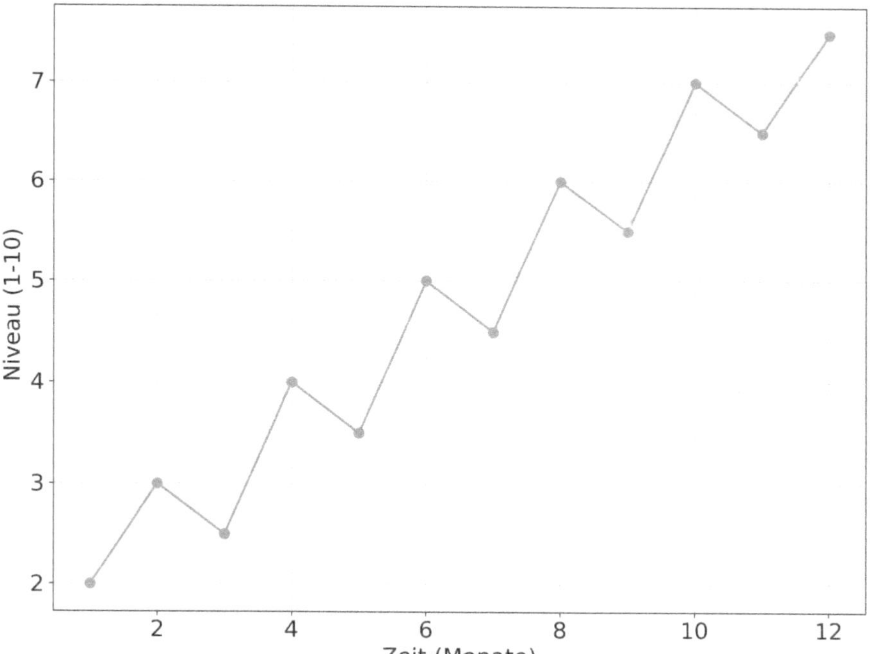

Der Graph zeigt eine allmähliche Verbesserung der emotionalen Regulation und Selbstwahrnehmung im Laufe der Zeit. Während es Schwankungen gibt, zeigt der Gesamttrend eine erhöhte Stabilität und eine wachsende Fähigkeit zur Selbstreflexion, was auf eine positive Entwicklung im Umgang mit Emotionen und dem Verständnis persönlicher Bedürfnisse und Verhaltensweisen hindeutet.

Zukunftsperspektiven

Nachhaltige Veränderung und die damit verbundenen Zukunftsperspektiven nach einer Therapie einer narzisstischen Persönlichkeitsstörung sind eng mit der fortlaufenden Persönlichkeitsentwicklung verknüpft. Der Blick richtet sich nicht nur auf die Bewältigung der aktuellen Schwierigkeiten, sondern vor allem auf langfristige Ziele und ein erfüllteres Leben. Diese Perspektive beinhaltet die Gestaltung von Beziehungen, die auf Respekt und emotionaler Ausgeglichenheit beruhen. Anstatt Macht und Kontrolle anzustreben, geht es um gemeinsames Wachstum und gegenseitige Unterstützung. Ein Beispiel könnte die aktive Beteiligung an einer Selbsthilfegruppe sein, in der man Erfahrungen austauscht und von den Fortschritten anderer lernt. Dadurch festigt sich nicht nur das eigene Verständnis für die Erkrankung, sondern man erfährt auch Bestärkung und Motivation für den weiteren Genesungsverlauf. Die berufliche Entwicklung kann ebenfalls einen wichtigen Aspekt darstellen. Die Konzentration auf die eigenen Stärken und die Entwicklung neuer Kompetenzen ermöglichen berufliche Erfolge, die unabhängig von äußerer Anerkennung den Selbstwert stärken. Gerade die schematherapie hat sich als wirksam erwiesen, um nachhaltige Veränderungen zu erzielen und die allgemeine Funktionsfähigkeit zu verbessern, was sich positiv auf die Zukunftsaussichten auswirkt [s88]. Durch die Auseinandersetzung mit den eigenen Schemas, also den festgefahrenen Denk- und Verhaltensmustern, können Betroffene neue, gesündere Strategien entwickeln, um mit Herausforderungen umzugehen und ihre Ziele zu erreichen. Dies trägt nicht nur zu einer stabileren Psyche bei, sondern eröffnet auch neue Möglichkeiten in verschiedenen Lebensbereichen. Die Fähigkeit, sich realistisch wahrzunehmen, mit Stärken und Schwächen, ermöglicht es, sich selbst bewusster zu positionieren und eigene Bedürfnisse klar zu artikulieren. Dies fördert die Entwicklung authentischer Beziehungen, die auf Vertrauen und gegenseitiger Wertschätzung basieren. Die aktive Gestaltung der Zukunft nach einer

Therapie einer narzisstischen Persönlichkeitsstörung ist ein kontinuierlicher Prozess, der Engagement, Selbstreflexion und die Bereitschaft zur Veränderung erfordert. Er bietet jedoch die Chance auf ein erfüllteres Leben mit stabileren Beziehungen und einem gestärkten Selbstwertgefühl. Die Schema-Therapie kann dabei eine wertvolle Unterstützung bieten, indem sie hilft, die tieferliegenden Ursachen der Störung zu bearbeiten und langfristige Veränderungen zu bewirken [s88]. Die Investition in die eigene persönliche Entwicklung zahlt sich aus, indem sie den Weg zu einer positiven und nachhaltigen Zukunft ebnet.

Gut zu wissen

Selbsthilfegruppe

Eine Gruppe von Menschen, die sich regelmäßig treffen, um sich gegenseitig bei der Bewältigung einer gemeinsamen Herausforderung, wie z.B. einer narzisstischen Persönlichkeitsstörung, zu unterstützen. Der Austausch von Erfahrungen und die gegenseitige Ermutigung können den Genesungsprozess fördern und das Gefühl der Isolation verringern.

Zukunftsausblick - Nachhaltige Erholung

Fortschritte in verschiedenen Lebensbereichen

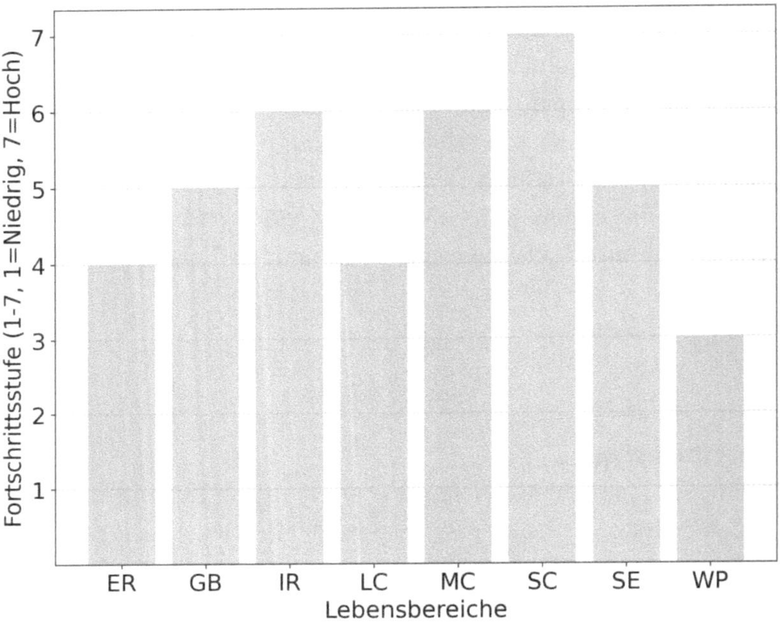

ER: Emotionsregulation

GB: Zielsetzung und Grenzen

IR: Zwischenmenschliche Beziehungen

LC: Freizeitaktivitäten

MC: Achtsamkeit und Bewältigung

SC: Selbstfürsorge

SE: Selbstwertgefühl

WP: Arbeit/Produktivität

Diese Grafik zeigt eine positive Entwicklung in mehreren Schlüsselbereichen und deutet auf Fortschritte in Richtung einer nachhaltigen Erholung hin. Während in einigen Bereichen noch Herausforderungen bestehen, deutet der Gesamttrend auf zunehmende Stabilität und Wohlbefinden hin. Die bemerkenswerten Verbesserungen bei Selbstwertgefühl und zwischenmenschlichen Beziehungen sind besonders ermutigend, da diese Bereiche oft stark betroffen sind. Eine weitere Konzentration auf diese Bereiche sowie kontinuierliche Bemühungen in anderen Bereichen werden wahrscheinlich zu weiterem Wachstum und einer erfüllenderen Zukunft führen.

Konkrete Ratschläge

- Verweben Sie Ihre Stärken bewusst in Ihren Alltag, um Ressourcen zu aktivieren und Ihre Selbstwirksamkeit zu spüren.
- Erforschen Sie die Natur als Spiegel Ihrer Seele: Beobachten Sie Wachstumsprozesse und erkennen Sie darin die Parallelen zu Ihrer eigenen Entwicklung.
- Entwickeln Sie ein persönliches Heilungsritual, das alle Ihre Sinne anspricht: Duft, Klang, Berührung, Geschmack und Bild.
- Sammeln Sie "Kraftorte" in Ihrer Umgebung: Plätze, an denen Sie Ruhe und Energie finden und die Sie regelmäßig besuchen.
- Gestalten Sie einen "inneren Garten": Visualisieren Sie einen Ort in sich, an dem Sie Ihre Gedanken und Gefühle pflegen und wachsen lassen.
- Transformieren Sie negative Glaubenssätze in positive Affirmationen: Formulieren Sie Ihre Ziele und Wünsche in der Gegenwart, als wären sie bereits erfüllt.
- Erzählen Sie Ihre persönliche Heilungsgeschichte immer wieder neu, um Ihre Fortschritte zu würdigen und Ihre Resilienz zu stärken.
- Suchen Sie den Dialog mit Ihrem Körper: Achten Sie auf seine Signale und Bedürfnisse und antworten Sie ihm mit Achtsamkeit und Fürsorge.
- Finden Sie Ihren eigenen Rhythmus der Heilung: Respektieren Sie Ihre individuellen Bedürfnisse nach Ruhe und Aktivität.
- Integrieren Sie künstlerische Ausdrucksformen in Ihren Alltag, um Ihre Gefühle und Gedanken zu kanalisieren und zu verarbeiten.

Rückblick - 5. Heilungsprozesse

Der Heilungsprozess nach Erfahrungen mit narzisstischem Missbrauch ist ein individueller Weg, der Zeit, Geduld und Selbstfürsorge erfordert. Er beginnt mit der Stabilisierung Ihrer emotionalen Welt. Anstatt von überwältigenden Gefühlen hin- und hergerissen zu werden, lernen Sie, Ihre Emotionen zu erkennen, zu benennen und zu regulieren. Stellen Sie sich Ihre emotionalen Zustände wie innere Persönlichkeitsanteile vor – das verletzte Kind, den kritischen Elternteil und den rationalen Erwachsenen. Üben Sie, zwischen diesen Anteilen zu unterscheiden und den beruhigenden Erwachsenen in den Vordergrund zu rücken. Finden Sie Ihre persönlichen Ankerpunkte – etwa ein geliebtes Musikstück, ein entspannendes Bad oder ein Spaziergang in der Natur – die Ihnen helfen, in stressigen Momenten Ruhe zu finden. Kunsttherapie oder Tagebuchschreiben können Ihnen helfen, Ihre Gefühle auszudrücken und zu verarbeiten. Schaffen Sie sich feste Routinen und einen stabilen Tagesablauf, um Ihr emotionales Gleichgewicht zu fördern.

Im nächsten Schritt geht es darum, Ihre inneren Ressourcen zu aktivieren. Was gibt Ihnen Kraft? Welche Fähigkeiten und Talente besitzen Sie? Konzentrieren Sie sich auf Ihre Stärken und Erfolge, anstatt sich auf Ihre Schwächen zu fokussieren. Erstellen Sie eine Liste Ihrer persönlichen Ressourcen – Freundschaften, Hobbys, positive Charaktereigenschaften – und greifen Sie in herausfordernden Situationen bewusst darauf zurück. Wenn Sie Schwierigkeiten haben, Ihre Gefühle und Bedürfnisse auszudrücken, üben Sie, Ihre Körperwahrnehmung zu schulen. Achten Sie auf körperliche Signale wie Anspannung oder Entspannung. Das Benennen Ihrer Emotionen kann Ihnen helfen, Ihr Innenleben besser zu verstehen und mit anderen darüber zu kommunizieren. In der Therapie können Sie diese Ressourcen gezielt entdecken und aktivieren, um Ihre Selbstwirksamkeit zu stärken.

Ein gesunder Selbstwert ist essenziell für den Heilungsprozess. Erlauben Sie sich, Ihre Stärken und Schwächen gleichermaßen anzuerkennen. Selbstakzeptanz ist der Schlüssel zu einem stabilen Selbstwertgefühl, das nicht von äußerer Bestätigung abhängig ist. Achten Sie auf negative Selbstgespräche und ersetzen Sie diese durch positive Affirmationen. Anstatt sich selbst abzuwerten, üben Sie Selbstmitgefühl. Verhaltenstherapeutische Techniken wie die kognitive Umstrukturierung können Ihnen helfen, negative Denkmuster zu verändern und neue, hilfreichere Gedanken zu entwickeln. Setzen Sie sich realistische Ziele und freuen Sie sich über Ihre Erfolge. Die schrittweise Konfrontation mit angstauslösenden Situationen kann Ihnen helfen, neue positive Erfahrungen zu sammeln und Ihr Selbstvertrauen zu stärken.

Die Entwicklung Ihrer Beziehungsfähigkeit ist ein weiterer wichtiger Schritt. Reflektieren Sie Ihre Verhaltensmuster in Beziehungen und überlegen Sie, welche Auswirkungen Ihr Handeln auf andere hat. Üben Sie aktiv zuzuhören und die Perspektive Ihres Gegenübers einzunehmen. Lernen Sie, Kompromisse einzugehen und die Bedürfnisse anderer zu respektieren. Authentizität und Verletzlichkeit in Beziehungen sind der Schlüssel zu echter Nähe und Vertrauen. Scheuen Sie sich nicht, Unterstützung in Anspruch zu nehmen – etwa durch eine Selbsthilfegruppe oder Therapie. Der Austausch mit anderen Betroffenen kann Ihnen helfen, sich weniger allein zu fühlen und neue Perspektiven zu gewinnen.

Der Heilungsprozess ist eine Reise, die Sie Schritt für Schritt gehen. Es wird Herausforderungen und Rückschläge geben, aber lassen Sie sich davon nicht entmutigen. Jede kleine Veränderung, die Sie erreichen, ist ein Erfolg. Feiern Sie Ihre Fortschritte und seien Sie stolz auf sich selbst. Sie haben die Kraft, zu heilen und ein erfülltes Leben zu führen. Vertrauen Sie auf Ihre Ressourcen und Ihre Fähigkeit zur Veränderung. Die Zukunft liegt in Ihren Händen.

Kostenlose Zusatzangebote in Planung

Wir freuen uns, Ihnen künftig ergänzende kostenlose Materialien zu diesem Buch anbieten zu können:

- Ein exklusives Bonuskapitel mit zusätzlichen Inhalten
- Eine kompakte Zusammenfassung des gesamten Buches im PDF-Format
- Eine Hörspiel Version (In Planung)

Die Veröffentlichung dieser Materialien ist für 2025 geplant.
Besuchen Sie gerne schon heute unsere Website. Sobald unser Newsletter-Service startet (voraussichtlich 2025), können Sie sich dort für Updates registrieren und verpassen keine Neuigkeiten zu den kostenlosen Zusatzangeboten.

www.SaageBooks.com/de/
narzisstische_persoenlichkeitsstoerung-bonus-KGUDT1

Liebe Leserinnen, liebe Leser,

Wir fühlen uns sehr geehrt, dass Sie sich die Zeit genommen haben, unser Buch von Anfang bis Ende zu lesen. Unser größter Wunsch ist es, Ihnen wertvolle Erkenntnisse und praktische Hilfestellungen mit auf den Weg zu geben. Ihr Vertrauen in unsere Arbeit bedeutet uns sehr viel. Wir hoffen, die Lektüre war für Sie bereichernd. Sollten Sie Fragen oder Anregungen haben, können Sie uns gerne über unsere Website kontaktieren.

Wenn Ihnen dieses Buch gefallen hat, würden wir uns sehr über eine ehrliche Rezension freuen. Sie können Ihre ehrliche Bewertung ganz einfach auf der Verkaufsplattform hinterlassen, über die Sie das Buch erworben haben.
Vielen Dank für Ihre Unterstützung!

Bendis Saage

Saage Media GmbH - Team

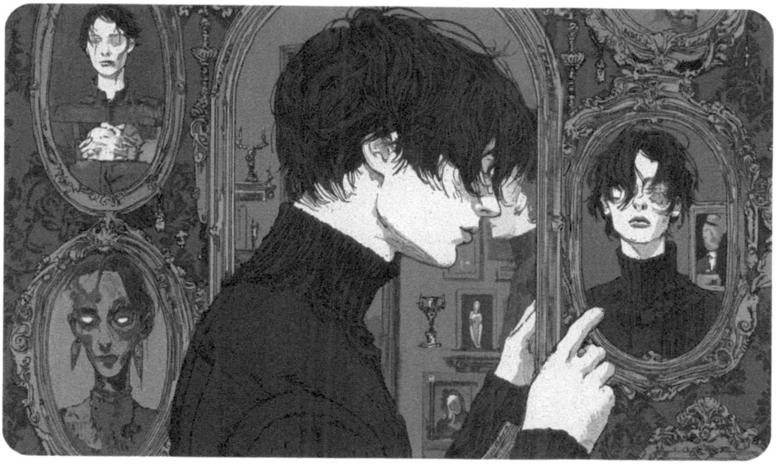

www.SaageBooks.com/de

Entdecken Sie mehr! Auf unserer Verlagswebsite erwartet Sie eine vielfältige Auswahl an weiteren Büchern. Neben kostenlosen Inhalten und exklusiven Bonusmaterialien finden Sie dort auch vertiefende Informationen zu unseren Werken. Stöbern Sie durch unser umfangreiches digitales Angebot und lassen Sie sich von zusätzlichen Leseerlebnissen inspirieren.

www.SaageBooks.com/de

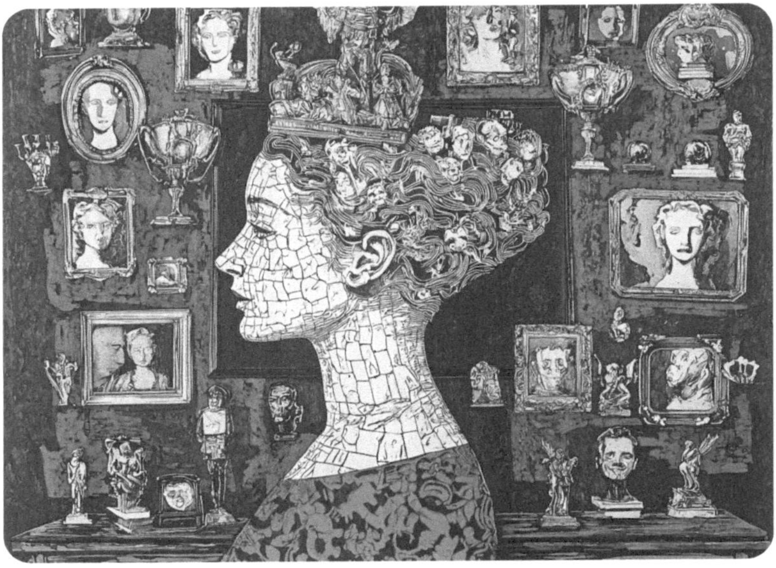

Quellen

Unser aufrichtiger Dank gilt allen Autoren der zitierten wissenschaftlichen und nicht-wissenschaftlichen Quellen, den Betreibern der referenzierten Internetseiten sowie den Urhebern der verwendeten Bilder, Grafiken und Studien, deren wertvolle Arbeiten zur Entstehung dieses Buches beigetragen haben.

Für weitere Informationen empfehlen wir Ihnen, die Quellen-Websites zu besuchen.

Sollten Sie Fehler bei der Zuordnung oder andere Unstimmigkeiten entdecken, kontaktieren Sie uns bitte.

Alle Quellen wurden zuletzt aufgerufen am: 2025-02-04

[s1] - https://pmc.ncbi.nlm.nih.gov/articles/PMC3266769/

Autor:	Mario Mikulincer, Philip R Shaver	**Titel:**	An attachment perspective on psychopathology
DOI:	10.1016/j.wpsyc.2012.01.003	**Datum:**	2012 Feb
Webseite:	PMC	**Publisher:**	PubMed Central (PMC)

[s2] - https://pmc.ncbi.nlm.nih.gov/articles/PMC5819598/

Autor:	Elizabeth L Kacel, Nicole Ennis, Deidre B Pereira	**Titel:**	Narcissistic Personality Disorder in Clinical Health Psychology Practice: Case Studies of Comorbid Psychological Distress and Life-Limiting Illness
von:	Department of Clinical and Health Psychology, University of Florida	**DOI:**	10.1080/08964289.2017.1301875
Datum:	2017 Jul-Sep	**Webseite:**	PMC
Publisher:	Behavioral medicine (Washington, D. C.)		

[s3] - https://pmc.ncbi.nlm.nih.gov/articles/PMC5131958/

Autor:	Julia Brailovskaia, Jürgen Margraf	**Titel:**	Comparing Facebook Users and Facebook Non-Users: Relationship between Personality Traits and Mental Health Variables – An Exploratory Study
von:	Mental Health Research and Treatment Center, Ruhr-Universität Bochum	**DOI:**	10.1371/journal.pone.0166999
Datum:	2016 Dec 1	**Webseite:**	PMC
Publisher:	PLoS ONE		

[s4] - https://pmc.ncbi.nlm.nih.gov/articles/PMC11299496/

Autor:	Dalia Elleuch	**Titel:**	Narcissistic Personality Disorder through psycholinguistic analysis and neuroscientific correlates
von:	Faculty of Letters and Humanities, University of Sfax, Sfax, Tunisia	**DOI:**	10.3389/fnbeh.2024.1354258
Datum:	2024 Jul 17	**Webseite:**	PubMed Central (PMC)
Publisher:	Frontiers in Behavioral Neuroscience		

[s5] - https://pubmed.ncbi.nlm.nih.gov/32310461/

Autor:	Mitra P;Torrico TJ;Fluyau D	**Titel:**	Narcissistic Personality Disorder
von:	National Center for Biotechnology Information	**Datum:**	2025 Jan
Webseite:	PubMed	**Publisher:**	PubMed

[s6] - https://www.ncbi.nlm.nih.gov/books/NBK556001/

Autor:	Paroma Mitra, Tyler J. Torrico, Dimy Fluyau	**Titel:**	Narcissistic Personality Disorder
von:	StatPearls Publishing	**Datum:**	2024/03/01
Webseite:	NCBI Bookshelf	**Publisher:**	StatPearls Publishing

[s7] - https://pmc.ncbi.nlm.nih.gov/articles/PMC4415495/

Autor:	Arielle Baskin-Sommers, Elizabeth Krusemark, Elsa Ronningstam	**Titel:**	Empathy in Narcissistic Personality Disorder: From Clinical and Empirical Perspectives
von:	Department of Psychiatry, Harvard Medical School, McLean Hospital, Department of Psychology, University of Wisconsin-Madison	**DOI:**	10.1037/per0000061
Datum:	2014 Feb 10	**Webseite:**	PubMed Central (PMC)
Publisher:	Personality disorders		

[s8] - https://pmc.ncbi.nlm.nih.gov/articles/PMC10187400/

Autor:	Igor Weinberg, Elsa Ronningstam	**Titel:**	Narcissistic Personality Disorder: Progress in Understanding and Treatment
von:	Department of Psychiatry, Harvard Medical School, McLean Hospital	**DOI:**	10.1176/appi.focus.20220052
Datum:	2022 Oct 25	**Webseite:**	PMC

[s9] - https://pmc.ncbi.nlm.nih.gov/articles/PMC4415495/

Autor:	Arielle Baskin-Sommers; Elizabeth Krusemark; Elsa Ronningstam	**Titel:**	Empathy in Narcissistic Personality Disorder: From Clinical and Empirical Perspectives
von:	Department of Psychiatry, Harvard Medical School, McLean Hospital; Department of Psychology, University of Wisconsin-Madison	**DOI:**	10.1037/per0000061
Datum:	2014 Feb 10	**Webseite:**	PubMed Central (PMC)

[s10] - https://pmc.ncbi.nlm.nih.gov/articles/PMC9709503/

Autor:	Kerrin A Jacobs	**Titel:**	The concept of Narcissistic Personality Disorder–Three levels of analysis for interdisciplinary integration
von:	Department of Philosophy and Ethics, Faculty of Humanities and Human Sciences, University of Hokkaido, Sapporo, Japan; Center for Human Nature, Artificial Intelligence, and Neuroscience (CHAIN), University of Hokkaido, Sapporo, Japan	**DOI:**	10.3389/fpsyt.2022.989171
Datum:	2022 Nov 16	**Webseite:**	PubMed Central (PMC)
Publisher:	Frontiers in Psychiatry		

[s11] - https://pmc.ncbi.nlm.nih.gov/articles/PMC6970445/

Autor:	Stathis Grapsas, Eddie Brummelman, Mitja D Back, Jaap J A Denissen	**Titel:**	The "Why" and "How" of Narcissism: A Process Model of Narcissistic Status Pursuit
DOI:	10.1177/1745691619873350	**Datum:**	2019 Dec 5
Webseite:	PMC	**Publisher:**	Perspectives on Psychological Science

[s12] - https://pmc.ncbi.nlm.nih.gov/articles/PMC5819598/

Autor:	Elizabeth L Kacel, Nicole Ennis, Deidre B Pereira	**Titel:**	Narcissistic Personality Disorder in Clinical Health Psychology Practice: Case Studies of Comorbid Psychological Distress and Life-Limiting Illness
von:	Department of Clinical and Health Psychology, University of Florida	**DOI:**	10.1080/08964289.2017.1301875
Datum:	2017 Jul-Sep	**Webseite:**	PubMed Central (PMC)
Publisher:	Behavioral medicine (Washington, D. C.)		

[s13] - https://pmc.ncbi.nlm.nih.gov/articles/PMC9090396/

Autor:	Benedict Sheehy, Clive Boddy, Brendon Murphy	**Titel:**	Corporate law and corporate psychopaths
DOI:	10.1080/13218719.2020.1795000	**Datum:**	2020 Sep 10
Webseite:	PMC	**Publisher:**	Psychiatry, Psychology, and Law

[s14] - https://pmc.ncbi.nlm.nih.gov/articles/PMC10461512/

Autor:	Tobore Onojighofia Tobore	**Titel:**	On power and its corrupting effects: the effects of power on human behavior and the limits of accountability systems
von:	Independent Scholar	**DOI:**	10.1080/19420889.2023.2246793
Datum:	2023 Aug 24	**Webseite:**	PMC
Publisher:	Communicative & Integrative Biology		

[s15] - https://pmc.ncbi.nlm.nih.gov/articles/PMC6970445/

Autor:	Stathis Grapsas, Eddie Brummelman, Mitja D Back, Jaap J A Denissen	**Titel:**	The "Why" and "How" of Narcissism: A Process Model of Narcissistic Status Pursuit
DOI:	10.1177/1745691619873350	**Datum:**	2019 Dec 5
Webseite:	PMC	**Publisher:**	Perspectives on Psychological Science

[s16] - https://pmc.ncbi.nlm.nih.gov/articles/PMC6002876/
Autor: Nicolas Hoertel, Hugo Peyre, Pierre Lavaud, Carlos Blanco, Christophe Guerin-Langlois, Margaux René, Jean-Pierre Schuster, Cédric Lemogne, Richard Delorme, Frédéric Limosin
Titel: Examining sex differences in DSM-IV narcissistic personality disorder symptom expression using Item Response Theory (IRT)
DOI: 10.1016/j.psychres.2017.12.031
Datum: 2017 Dec 14
Webseite: PMC
Publisher: Psychiatry research

[s17] - https://pmc.ncbi.nlm.nih.gov/articles/PMC9578082/
Autor: Ava Green, Rory MacLean, Kathy Charles
Titel: Female Narcissism: Assessment, Aetiology, and Behavioural Manifestations
DOI: 10.1177/00332941211027322
Datum: 2021 Jun 22
Webseite: PubMed Central (PMC)
Publisher: Psychological Reports

[s18] - https://pmc.ncbi.nlm.nih.gov/articles/PMC5679127/
Autor: Aidan GC Wright, Stephanie D Stepp, Lori N Scott, Michael N Hallquist, Joseph E Beeney, Sophie A Lazarus, Paul A Pilkonis
Titel: The Effect of Pathological Narcissism on Interpersonal and Affective Processes in Social Interactions
DOI: 10.1037/abn0000286
Datum: 2017 Oct
Webseite: PubMed Central (PMC)
Publisher: Journal of abnormal psychology

[s19] - https://pmc.ncbi.nlm.nih.gov/articles/PMC10097942/
Autor: Ester di Giacomo, Elena Andreini, Ottavia Lorusso, Massimo Clerici
Titel: The dark side of empathy in narcissistic personality disorder
von: Department of Mental Health and Addiction, Health Care Trust–IRCCS San Gerardo Monza, Monza, Italy; School of Medicine and Surgery, University of Milano-Bicocca, Monza, Italy
DOI: 10.3389/fpsyt.2023.1074558
Datum: 2023 Mar 30
Webseite: PubMed Central (PMC)
Publisher: Frontiers in Psychiatry

[s20] - https://pmc.ncbi.nlm.nih.gov/articles/PMC10097942/
Autor: Ester di Giacomo, Elena Andreini, Ottavia Lorusso, Massimo Clerici
Titel: The dark side of empathy in narcissistic personality disorder
DOI: 10.3389/fpsyt.2023.1074558
Datum: 2023 Mar 30
Webseite: PMC
Publisher: Frontiers in Psychiatry

[s21] - https://pmc.ncbi.nlm.nih.gov/articles/PMC5819598/
Autor: Elizabeth L Kacel, Nicole Ennis, Deidre B Pereira
Titel: Narcissistic Personality Disorder in Clinical Health Psychology Practice: Case Studies of Comorbid Psychological Distress and Life-Limiting Illness
von: Department of Clinical and Health Psychology, University of Florida
DOI: 10.1080/08964289.2017.1301875
Datum: 2017 Jul-Sep
Webseite: PMC
Publisher: Behavioral medicine (Washington, D. C.)

[s22] - https://pmc.ncbi.nlm.nih.gov/articles/PMC6002876/

Autor:	Nicolas Hoertel, Hugo Peyre, Pierre Lavaud, Carlos Blanco, Christophe Guerin-Langlois, Margaux René, Jean-Pierre Schuster, Cédric Lemogne, Richard Delorme, Frédéric Limosin	**Titel:**	Examining sex differences in DSM-IV narcissistic personality disorder symptom expression using Item Response Theory (IRT)
DOI:	10.1016/j.psychres.2017.12.031	**Datum:**	2017 Dec 14
Webseite:	PubMed Central (PMC)	**Publisher:**	Psychiatry research

[s23] - https://pmc.ncbi.nlm.nih.gov/articles/PMC4415495/

Autor:	Arielle Baskin-Sommers, Elizabeth Krusemark, Elsa Ronningstam	**Titel:**	Empathy in Narcissistic Personality Disorder: From Clinical and Empirical Perspectives
von:	Department of Psychiatry, Harvard Medical School, McLean Hospital; Department of Psychology, University of Wisconsin-Madison	**DOI:**	10.1037/per0000061
Datum:	2014 Feb 10	**Webseite:**	PubMed Central (PMC)

[s24] - https://pmc.ncbi.nlm.nih.gov/articles/PMC2860525/

Autor:	Jamie McLean	**Titel:**	Psychotherapy with a Narcissistic Patient Using Kohut's Self Psychology Model
von:	Drs. McLean and Gillig are from the Department of Psychiatry, Boonshoft School of Medicine, Wright State University, Dayton, Ohio	**Datum:**	2007 Oct
Webseite:	PubMed Central (PMC)	**Publisher:**	Psychiatry (Edgmont)

[s25] - https://pmc.ncbi.nlm.nih.gov/articles/PMC7216544/

Autor:	Charlotte C van Schie, Heidi L Jarman, Elizabeth Huxley, Brin F S Grenyer	**Titel:**	Narcissistic traits in young people: understanding the role of parenting and maltreatment
von:	Illawarra Health and Medical Research Institute and the School of Psychology, University of Wollongong; Birchtree Centre of Excellence	**DOI:**	10.1186/s40479-020-00125-7
Datum:	2020 May 12	**Webseite:**	PMC
Publisher:	Borderline Personality Disorder and Emotion Dysregulation		

[s26] - https://pmc.ncbi.nlm.nih.gov/articles/PMC9352895/

Autor:	Daniel Cruz, Matthew Lichten, Kevin Berg, Preethi George	**Titel:**	Developmental trauma: Conceptual framework, associated risks and comorbidities, and evaluation and treatment
von:	Hackensack Meridian Health Mountainside Medical Center, Independent Private Practice	**DOI:**	10.3389/fpsyt.2022.800687
Datum:	2022 Jul 22	**Webseite:**	PMC
Publisher:	Frontiers in Psychiatry		

[s27] - https://pmc.ncbi.nlm.nih.gov/articles/PMC5579460/

Autor:	Simone SETTERBERG	**Titel:**	The Fantasmatic and Imaginary Child of the Pregnant Woman
von:	Karolinska Institutet, Department of Women's and Children's Health; Columbia University, Center for Psychoanalytic Training and Research	**DOI:**	10.11919/j.issn.1002-0829.216064
Datum:	2017 Jun 25	**Webseite:**	PubMed Central (PMC)
Publisher:	Shanghai Archives of Psychiatry		

[s28] - https://pmc.ncbi.nlm.nih.gov/articles/PMC10341267/

Autor:	Jacinda K Dariotis; Frances R Chen; Ye Rang Park; Montana K Nowak; Katherine M French; Anisa M Codamon	**Titel:**	Parentification Vulnerability, Reactivity, Resilience, and Thriving: A Mixed Methods Systematic Literature Review
DOI:	10.3390/ijerph20136197	**Datum:**	2023 Jun 21
Webseite:	PMC	**Publisher:**	International Journal of Environmental Research and Public Health

[s29] - https://pmc.ncbi.nlm.nih.gov/articles/PMC9031722/

Autor:	Casandra I Montoro, Pablo de la Coba, María Moreno-Padilla, Carmen M Galvez-Sánchez	**Titel:**	Narcissistic Personality and Its Relationship with Post-Traumatic Symptoms and Emotional Factors: Results of a Mediational Analysis Aimed at Personalizing Mental Health Treatment
von:	University of Jaén	**DOI:**	10.3390/bs12040091
Datum:	2022 Mar 25	**Webseite:**	PMC
Publisher:	Behavioral Sciences		

[s30] - https://pmc.ncbi.nlm.nih.gov/articles/PMC11604240/

Autor:	Husna Irfan Thalib, Aleena Zobairi, Sariya Khan, Mariam Abou Touk, Razan Bahkali, Sarah Alhusaynan, Suha Fatima Hussain	**Titel:**	Tracing the Link Between Narcissistic Personality Disorder and Childhood Overgratification
von:	Batterjee Medical College, Almaarefa University, Kaloji Narayana Rao University of Health Sciences	**DOI:**	10.7759/cureus.72638
Datum:	2024 Oct 29	**Webseite:**	PMC
Publisher:	Cureus		

[s31] - https://pmc.ncbi.nlm.nih.gov/articles/PMC8573252/

Autor:	Frank W Paulus, Susanne Ohmann, Eva Möhler, Paul Plener, Christian Popow	**Titel:**	Emotional Dysregulation in Children and Adolescents With Psychiatric Disorders. A Narrative Review
DOI:	10.3389/fpsyt.2021.628252	**Datum:**	2021 Oct 25
Webseite:	PMC	**Publisher:**	Frontiers in Psychiatry

[s32] - https://pmc.ncbi.nlm.nih.gov/articles/PMC8321510/
Autor: Frans Schalkwijk, Patrick Luyten, Theo Ingenhoven, Jack Dekker
Titel: Narcissistic Personality Disorder: Are Psychodynamic Theories and the Alternative DSM-5 Model for Personality Disorders Finally Going to Meet?
von: University of Amsterdam, University College London, KU Leuven, Arkin, Vrije Universiteit Amsterdam
DOI: 10.3389/fpsyg.2021.676733
Datum: 2021 Jul 15
Webseite: PMC
Publisher: Frontiers in Psychology

[s33] - https://pmc.ncbi.nlm.nih.gov/articles/PMC8495240/
Autor: Paola Bozzatello, Paola Rocca, Lorenzo Baldassarri, Marco Bosia, Silvio Bellino
Titel: The Role of Trauma in Early Onset Borderline Personality Disorder: A Biopsychosocial Perspective
von: University of Turin
DOI: 10.3389/fpsyt.2021.721361
Datum: 2021 Sep 23
Webseite: PMC
Publisher: Frontiers in Psychiatry

[s34] - https://pmc.ncbi.nlm.nih.gov/articles/PMC11583436/
Autor: Allen G Ross, Santosh Giri, Anayochukwu E Anyasodor, Shakeel Mahmood, Feleke H Astawesegn, M Mamun Huda, Kedir Y Ahmed, Utpal K Mondal, Subash Thapa
Titel: Adverse childhood experiences leading to narcissistic personality disorder: a case report
von: Rural Health Research Institute, Charles Sturt University
DOI: 10.1186/s12888-024-06307-9
Datum: 2024 Nov 22
Webseite: PMC
Publisher: BMC Psychiatry

[s35] - https://pmc.ncbi.nlm.nih.gov/articles/PMC3268672/
Autor: Stephanie D Stepp, Diana J Whalen, Paul A Pilkonis, Alison E Hipwell, Michele D Levine
Titel: Children of Mothers with Borderline Personality Disorder: Identifying Parenting Behaviors as Potential Targets for Intervention
von: University of Pittsburgh
DOI: 10.1037/a0023081
Datum: 2011 Jan
Webseite: PMC (PubMed Central)

[s36] - https://pmc.ncbi.nlm.nih.gov/articles/PMC9541508/
Autor: Nicholas J S Day, Michelle L Townsend, Brin F S Grenyer
Titel: Pathological narcissism: An analysis of interpersonal dysfunction within intimate relationships
DOI: 10.1002/pmh.1532
Datum: 2021 Nov 16
Webseite: PMC
Publisher: Personality and Mental Health

[s37] - https://pmc.ncbi.nlm.nih.gov/articles/PMC9031722/
Autor: Casandra I Montoro, Pablo de la Coba, María Moreno-Padilla, Carmen M Galvez-Sánchez
Titel: Narcissistic Personality and Its Relationship with Post-Traumatic Symptoms and Emotional Factors: Results of a Mediational Analysis Aimed at Personalizing Mental Health Treatment
von: University of Jaén
DOI: 10.3390/bs12040091
Datum: 2022 Mar 25
Webseite: PMC
Publisher: Behavioral Sciences

[s38] - https://pmc.ncbi.nlm.nih.gov/articles/PMC7216544/

Autor:	Charlotte C van Schie, Heidi L Jarman, Elizabeth Huxley, Brin F S Grenyer	**Titel:**	Narcissistic traits in young people: understanding the role of parenting and maltreatment
DOI:	10.1186/s40479-020-00125-7	**Datum:**	2020 May 12
Webseite:	PMC	**Publisher:**	Borderline Personality Disorder and Emotion Dysregulation

[s39] - https://pmc.ncbi.nlm.nih.gov/articles/PMC5507693/

Autor:	Sylia Wilson, Catherine B Stroud, C Emily Durbin	**Titel:**	Interpersonal Dysfunction in Personality Disorders: A Meta-Analytic Review
von:	Department of Psychology, University of Minnesota; Department of Psychology, Williams College; Department of Psychology, Michigan State University	**DOI:**	10.1037/bul0000101
Datum:	2017 Apr 27	**Webseite:**	PubMed Central (PMC)
Publisher:	American Psychological Association		

[s40] - https://pmc.ncbi.nlm.nih.gov/articles/PMC6876420/

Autor:	Russ Scott, Ian Freckelton	**Titel:**	Narcissistic Rage and the Murder of Allison Baden-Clay
DOI:	10.1080/13218719.2017.1379113	**Datum:**	2017 Oct 24
Webseite:	PMC	**Publisher:**	Psychiatry, Psychology, and Law

[s41] - https://pmc.ncbi.nlm.nih.gov/articles/PMC5819598/

Autor:	Elizabeth L Kacel, Nicole Ennis, Deidre B Pereira	**Titel:**	Narcissistic Personality Disorder in Clinical Health Psychology Practice: Case Studies of Comorbid Psychological Distress and Life-Limiting Illness
von:	Department of Clinical and Health Psychology, University of Florida	**DOI:**	10.1080/08964289.2017.1301875
Datum:	2017 Jul-Sep	**Webseite:**	PMC
Publisher:	Behavioral medicine (Washington, D. C.)		

[s42] - https://pmc.ncbi.nlm.nih.gov/articles/PMC11155208/

Autor:	Eliza Oliver, Alexander Coates, Joanne M Bennett, Megan L Willis	**Titel:**	Narcissism and Intimate Partner Violence: A Systematic Review and Meta-Analysis
von:	Australian Catholic University	**DOI:**	10.1177/15248380231196115
Datum:	2023 Sep 13	**Webseite:**	PMC
Publisher:	National Center for Biotechnology Information		

[s43] - https://pmc.ncbi.nlm.nih.gov/articles/PMC11583436/
Autor: Allen G Ross, Santosh Giri, Anayochukwu E Anyasodor, Shakeel Mahmood, Feleke H Astawesegn, M Mamun Huda, Kedir Y Ahmed, Utpal K Mondal, Subash Thapa
Titel: Adverse childhood experiences leading to narcissistic personality disorder: a case report
von: Rural Health Research Institute, Charles Sturt University, Orange, NSW Australia
DOI: 10.1186/s12888-024-06307-9
Datum: 2024 Nov 22
Webseite: PMC
Publisher: BMC Psychiatry

[s44] - https://pmc.ncbi.nlm.nih.gov/articles/PMC3876290/
Autor: Günnur Karakurt; Kristin E Silver
Titel: Emotional abuse in intimate relationships: The role of gender and age
von: Case Western Reserve University, Cleveland, OH
DOI: 10.1891/0886-6708.vv-d-12-00041
Datum: 2013
Webseite: PMC
Publisher: Violence and victims

[s45] - https://pmc.ncbi.nlm.nih.gov/articles/PMC7754466/
Autor: Hannah Kunst, Jill Lobbestael, Ingrid Candel, Tim Batink
Titel: Early maladaptive schemas and their relation to personality disorders: A correlational examination in a clinical population
DOI: 10.1002/cpp.2467
Datum: 2020 Jun 17
Webseite: PMC
Publisher: Wiley

[s46] - https://pmc.ncbi.nlm.nih.gov/articles/PMC4768593/
Autor: Zlatka Rakovec-Felser
Titel: Domestic Violence and Abuse in Intimate Relationship from Public Health Perspective
von: Department for Health Psychology Faculty of Medicine, University of Maribor, Slovenia
DOI: 10.4081/hpr.2014.1821
Datum: 2014 Oct 22
Webseite: PubMed Central (PMC)
Publisher: Health Psychology Research

[s47] - https://pmc.ncbi.nlm.nih.gov/articles/PMC3876290/
Autor: Günnur Karakurt, Kristin E Silver
Titel: Emotional abuse in intimate relationships: The role of gender and age
von: Case Western Reserve University
DOI: 10.1891/0886-6708.vv-d-12-00041
Datum: 2013
Webseite: PMC
Publisher: Violence and victims

[s48] - https://pmc.ncbi.nlm.nih.gov/articles/PMC6757332/
Autor: Emanuel Jauk, Raoul Dieterich
Titel: Addiction and the Dark Triad of Personality
von: Technische Universität Dresden
DOI: 10.3389/fpsyt.2019.00662
Datum: 2019 Sep 17
Webseite: PubMed Central (PMC)
Publisher: Frontiers in Psychiatry

[s49] - https://pmc.ncbi.nlm.nih.gov/articles/PMC10097938/

Autor:	Priyam Kukreja, Jatin Pandey	**Titel:**	Workplace gaslighting: Conceptualization, development, and validation of a scale
von:	Indian Institute of Management Indore	**DOI:**	10.3389/fpsyg.2023.1099485
Datum:	2023 Mar 30	**Webseite:**	PMC
Publisher:	Frontiers in Psychology		

[s50] - https://pmc.ncbi.nlm.nih.gov/articles/PMC4768593/

Autor:	Zlatka Rakovec-Felser	**Titel:**	Domestic Violence and Abuse in Intimate Relationship from Public Health Perspective
von:	Department for Health Psychology Faculty of Medicine, University of Maribor, Slovenia	**DOI:**	10.4081/hpr.2014.1821
Datum:	2014 Oct 22	**Webseite:**	PubMed Central (PMC)
Publisher:	Health Psychology Research		

[s51] - https://pmc.ncbi.nlm.nih.gov/articles/PMC7451310/

Autor:	Hemrie Zalman, Katie Aafjes-van Doorn, Catherine F Eubanks	**Titel:**	Alliance challenges in the treatment of a narcissistic patient: the case of Alex
von:	Ferkauf Graduate School of Psychology, Yeshiva University	**DOI:**	10.4081/ripppo.2019.351
Datum:	2019 Jul 30	**Webseite:**	PubMed Central (PMC)

[s52] - https://pmc.ncbi.nlm.nih.gov/articles/PMC4768593/

Autor:	Zlatka Rakovec-Felser	**Titel:**	Domestic Violence and Abuse in Intimate Relationship from Public Health Perspective
von:	Department for Health Psychology Faculty of Medicine, University of Maribor, Slovenia	**DOI:**	10.4081/hpr.2014.1821
Datum:	2014 Oct 22	**Webseite:**	PubMed Central (PMC)
Publisher:	Health Psychology Research		

[s53] - https://pmc.ncbi.nlm.nih.gov/articles/PMC9233205/

Autor:	J Sangeetha, S Mohan, A Hariharasudan, Nishad Nawaz	**Titel:**	Strategic analysis of intimate partner violence (IPV) and cycle of violence in the autobiographical text –When I Hit You
von:	Kalasalingam Academy of Research and Education, Kingdom University	**DOI:**	10.1016/j.heliyon.2022.e09734
Datum:	2022 Jun 16	**Webseite:**	PubMed Central (PMC)
Publisher:	Heliyon		

[s54] - https://pmc.ncbi.nlm.nih.gov/articles/PMC5679127/

Autor:	Aidan GC Wright, Stephanie D Stepp, Lori N Scott, Michael N Hallquist, Joseph E Beeney, Sophie A Lazarus, Paul A Pilkonis	**Titel:**	The Effect of Pathological Narcissism on Interpersonal and Affective Processes in Social Interactions
DOI:	10.1037/abn0000286	**Datum:**	2017 Oct
Webseite:	PubMed Central (PMC)	**Publisher:**	Journal of abnormal psychology

[s55] - https://pmc.ncbi.nlm.nih.gov/articles/PMC5819598/

Autor:	Elizabeth L Kacel, Nicole Ennis, Deidre B Pereira	**Titel:**	Narcissistic Personality Disorder in Clinical Health Psychology Practice: Case Studies of Comorbid Psychological Distress and Life-Limiting Illness
von:	Department of Clinical and Health Psychology, University of Florida	**DOI:**	10.1080/08964289.2017.1301875
Datum:	2017 Jul-Sep	**Webseite:**	PMC
Publisher:	Behavioral medicine (Washington, D. C.)		

[s56] - https://pmc.ncbi.nlm.nih.gov/articles/PMC6291212/

Autor:	Melissa E Dichter, Kristie A Thomas, Paul Crits-Christoph, Shannon N Ogden, Karin V Rhodes	**Titel:**	Coercive Control in Intimate Partner Violence: Relationship with Women's Experience of Violence, Use of Violence, and Danger
von:	Center for Health Equity Research and Promotion, U.S. Department of Veterans Affairs, Department of Family Medicine and Community Health, Perelman School of Medicine, University of Pennsylvania, School of Social Work, Simmons College, Department of Psychiatry, Perelman School of Medicine, University of Pennsylvania, Northwell Health Solutions, Office of Population Health Management, Hofstra Northwell Medical School	**DOI:**	10.1037/vio0000158
Datum:	2018 Jan 11	**Webseite:**	PMC
Publisher:	National Institutes of Health		

[s57] - https://pmc.ncbi.nlm.nih.gov/articles/PMC4900957/

Autor:	Pamela S Lilleston, Luciana E Hebert, Jacky M Jennings, David R Holtgrave, Jonathan M Ellen, Susan G Sherman	**Titel:**	Attitudes towards Power in Relationships and Sexual Concurrency within Heterosexual Youth Partnerships in Baltimore, MD
DOI:	10.1007/s10461-015-1105-z	**Datum:**	2015 Dec
Webseite:	PubMed Central (PMC)		

[s58] - https://pmc.ncbi.nlm.nih.gov/articles/PMC5819598/

Autor:	Elizabeth L Kacel, Nicole Ennis, Deidre B Pereira	**Titel:**	Narcissistic Personality Disorder in Clinical Health Psychology Practice: Case Studies of Comorbid Psychological Distress and Life-Limiting Illness
von:	Department of Clinical and Health Psychology, University of Florida	**DOI:**	10.1080/08964289.2017.1301875
Datum:	2017 Jul-Sep	**Webseite:**	PubMed Central (PMC)
Publisher:	Behavioral medicine (Washington, D. C.)		

[s59] - https://pmc.ncbi.nlm.nih.gov/articles/PMC7216544/

Autor:	Charlotte C van Schie, Heidi L Jarman, Elizabeth Huxley, Brin F S Grenyer	**Titel:**	Narcissistic traits in young people: understanding the role of parenting and maltreatment
von:	Illawarra Health and Medical Research Institute and the School of Psychology, University of Wollongong, Birchtree Centre of Excellence	**DOI:**	10.1186/s40479-020-00125-7
Datum:	2020 May 12	**Webseite:**	PubMed Central (PMC)
Publisher:	Borderline Personality Disorder and Emotion Dysregulation		

[s60] - https://pmc.ncbi.nlm.nih.gov/articles/PMC6970445/

Autor:	Stathis Grapsas, Eddie Brummelman, Mitja D Back, Jaap J A Denissen	**Titel:**	The "Why" and "How" of Narcissism: A Process Model of Narcissistic Status Pursuit
DOI:	10.1177/1745691619873350	**Datum:**	2019 Dec 5
Webseite:	PMC	**Publisher:**	Perspectives on Psychological Science

[s61] - https://pmc.ncbi.nlm.nih.gov/articles/PMC2860525/

Autor:	Jamie McLean	**Titel:**	Psychotherapy with a Narcissistic Patient Using Kohut's Self Psychology Model
Datum:	2007 Oct	**Webseite:**	PubMed Central (PMC)
Publisher:	Psychiatry (Edgmont)		

[s62] - https://pmc.ncbi.nlm.nih.gov/articles/PMC11299496/

Autor:	Dalia Elleuch	**Titel:**	Narcissistic Personality Disorder through psycholinguistic analysis and neuroscientific correlates
von:	Faculty of Letters and Humanities, University of Sfax, Sfax, Tunisia	**DOI:**	10.3389/fnbeh.2024.1354258
Datum:	2024 Jul 17	**Webseite:**	PubMed Central (PMC)
Publisher:	Frontiers in Behavioral Neuroscience		

[s63] - https://pmc.ncbi.nlm.nih.gov/articles/PMC4415495/

Autor:	Arielle Baskin-Sommers, Elizabeth Krusemark, Elsa Ronningstam	**Titel:**	Empathy in Narcissistic Personality Disorder: From Clinical and Empirical Perspectives
von:	Department of Psychiatry, Harvard Medical School, McLean Hospital; Department of Psychology, University of Wisconsin-Madison	**DOI:**	10.1037/per0000061
Datum:	2014 Feb 10	**Webseite:**	PubMed Central (PMC)

[s64] - https://pmc.ncbi.nlm.nih.gov/articles/PMC9031722/

Autor: Casandra I Montoro, Pablo de la Coba, María Moreno-Padilla, Carmen M Galvez-Sánchez
Titel: Narcissistic Personality and Its Relationship with Post-Traumatic Symptoms and Emotional Factors: Results of a Mediational Analysis Aimed at Personalizing Mental Health Treatment
von: Department of Psychology, University of Jaén
DOI: 10.3390/bs12040091
Datum: 2022 Mar 25
Webseite: PubMed Central (PMC)
Publisher: Behavioral Sciences

[s65] - https://pmc.ncbi.nlm.nih.gov/articles/PMC6970445/

Autor: Stathis Grapsas, Eddie Brummelman, Mitja D Back, Jaap J A Denissen
Titel: The "Why" and "How" of Narcissism: A Process Model of Narcissistic Status Pursuit
DOI: 10.1177/1745691619873350
Datum: 2019 Dec 5
Webseite: PMC
Publisher: Perspectives on Psychological Science

[s66] - https://pmc.ncbi.nlm.nih.gov/articles/PMC2860525/

Autor: Jamie McLean
Titel: Psychotherapy with a Narcissistic Patient Using Kohut's Self Psychology Model
von: Drs. McLean and Gillig are from the Department of Psychiatry, Boonshoft School of Medicine, Wright State University, Dayton, Ohio
Datum: 2007 Oct
Webseite: PubMed Central (PMC)
Publisher: Psychiatry (Edgmont)

[s67] - https://pmc.ncbi.nlm.nih.gov/articles/PMC9002298/

Autor: Sabine C Herpertz, Isabella Schneider, Babette Renneberg, Antonius Schneider
Titel: Patients With Personality Disorders in Everyday Clinical Practice: Implications of the ICD-11
von: Department of General Psychiatry, Center of Psychosocial Medicine, Heidelberg University Hospital, Heidelberg; Clinical Psychology and Psychotherapy, Freie Universität Berlin; Institute of General Practice and Health Services Research, Technical University of Munich
DOI: 10.3238/arztebl.m2022.0001
Datum: 2022 Jan 10
Webseite: PMC
Publisher: Deutsches Ärzteblatt International

[s68] - https://pmc.ncbi.nlm.nih.gov/articles/PMC5819598/

Autor: Elizabeth L Kacel, Nicole Ennis, Deidre B Pereira
Titel: Narcissistic Personality Disorder in Clinical Health Psychology Practice: Case Studies of Comorbid Psychological Distress and Life-Limiting Illness
von: Department of Clinical and Health Psychology, University of Florida
DOI: 10.1080/08964289.2017.1301875
Datum: 2017 Jul-Sep
Webseite: PMC
Publisher: Behavioral medicine (Washington, D. C.)

[s69] - https://pmc.ncbi.nlm.nih.gov/articles/PMC9031722/

Autor:	Casandra I Montoro, Pablo de la Coba, María Moreno-Padilla, Carmen M Galvez-Sánchez	**Titel:**	Narcissistic Personality and Its Relationship with Post-Traumatic Symptoms and Emotional Factors: Results of a Mediational Analysis Aimed at Personalizing Mental Health Treatment
von:	University of Jaén	**DOI:**	10.3390/bs12040091
Datum:	2022 Mar 25	**Webseite:**	PMC
Publisher:	National Library of Medicine (NLM)		

[s70] - https://pmc.ncbi.nlm.nih.gov/articles/PMC9031722/

Autor:	Casandra I Montoro, Pablo de la Coba, María Moreno-Padilla, Carmen M Galvez-Sánchez	**Titel:**	Narcissistic Personality and Its Relationship with Post-Traumatic Symptoms and Emotional Factors: Results of a Mediational Analysis Aimed at Personalizing Mental Health Treatment
von:	University of Jaén	**DOI:**	10.3390/bs12040091
Datum:	2022 Mar 25	**Webseite:**	PMC
Publisher:	National Library of Medicine (NLM)		

[s71] - https://pmc.ncbi.nlm.nih.gov/articles/PMC10786009/

Autor:	Falk Leichsenring, Peter Fonagy, Nikolas Heim, Otto F Kernberg, Frank Leweke, Patrick Luyten, Simone Salzer, Carsten Spitzer, Christiane Steinert	**Titel:**	Borderline personality disorder: a comprehensive review of diagnosis and clinical presentation, etiology, treatment, and current controversies
DOI:	10.1002/wps.21156	**Datum:**	2024 Jan 12
Webseite:	PMC	**Publisher:**	World Psychiatry

[s72] - https://pmc.ncbi.nlm.nih.gov/articles/PMC9002298/

Autor:	Sabine C Herpertz, Isabella Schneider, Babette Renneberg, Antonius Schneider	**Titel:**	Patients With Personality Disorders in Everyday Clinical Practice: Implications of the ICD-11
von:	Department of General Psychiatry, Center of Psychosocial Medicine, Heidelberg University Hospital, Heidelberg; Clinical Psychology and Psychotherapy, Freie Universität Berlin; Institute of General Practice and Health Services Research, Technical University of Munich	**DOI:**	10.3238/arztebl.m2022.0001
Datum:	2022 Jan 10	**Webseite:**	PMC
Publisher:	Deutsches Ärzteblatt International		

[s73] - https://pmc.ncbi.nlm.nih.gov/articles/PMC5177643/

Autor:	Harold Dadomo (Department of Neuroscience, University of Parma, Parma, Italy; Parma Schema Therapy Center, Parma, Italy), Alessandro Grecucci (Clinical and Affective Neuroscience Lab, Department of Psychology and Cognitive Sciences, University of Trento, Rovereto, Italy), Irene Giardini (Bologna Schema Therapy Center Bologna, Bologna, Italy), Erika Ugolini (Firenze Schema Therapy Center Firenze, Firenze, Italy), Alessandro Carmelita (Italian Society for Schema Therapy, Sassari, Italy), Marta Panzeri (Department of Developmental Psychology and Socialisation, Padua University, Padova, Italy)	**Titel:**	Schema Therapy for Emotional Dysregulation: Theoretical Implication and Clinical Applications
DOI:	10.3389/fpsyg.2016.01987	**Datum:**	2016 Dec 22
Webseite:	PubMed Central (PMC)	**Publisher:**	Frontiers in Psychology

[s74] - https://pmc.ncbi.nlm.nih.gov/articles/PMC6441831/

Autor:	Suzanne Haeyen	**Titel:**	Strengthening the Healthy Adult Self in Art Therapy: Using Schema Therapy as a Positive Psychological Intervention for People Diagnosed With Personality Disorders
von:	GGNet Mental Health Centre, Apeldoorn, Netherlands; Department Arts Therapies, HAN University of Applied Sciences, Nijmegen, Netherlands; KenVaK, Research Centre Arts Therapies, Heerlen, Netherlands	**DOI:**	10.3389/fpsyg.2019.00644
Datum:	2019 Mar 22	**Webseite:**	PMC
Publisher:	Frontiers in Psychology		

[s75] - https://pmc.ncbi.nlm.nih.gov/articles/PMC3268672/

Autor:	Stephanie D Stepp, Diana J Whalen, Paul A Pilkonis, Alison E Hipwell, Michele D Levine	**Titel:**	Children of Mothers with Borderline Personality Disorder: Identifying Parenting Behaviors as Potential Targets for Intervention
von:	University of Pittsburgh School of Medicine, University of Pittsburgh	**DOI:**	10.1037/a0023081
Datum:	2011 Jan	**Webseite:**	PMC
Publisher:	PubMed Central (PMC)		

[s76] - https://pmc.ncbi.nlm.nih.gov/articles/PMC10761483/

Autor:	Raphaela E Kaisler, Manfred Fede, Ulla Diltsch, Thomas Probst, Yvonne Schaffler	**Titel:**	Common mental disorders in Gestalt therapy treatment: a multiple case study comparing patients with moderate and low integrated personality structures
DOI:	10.3389/fpsyg.2023.1304726	**Datum:**	2023 Dec 20
Webseite:	PMC	**Publisher:**	Frontiers in Psychology

[s77] - https://pmc.ncbi.nlm.nih.gov/articles/PMC10187391/

Autor:	Erik C Nook, Adam C Jaroszewski, Ellen F Finch, Lois W Choi-Kain	**Titel:**	A Cognitive-Behavioral Formulation of Narcissistic Self-Esteem Dysregulation
DOI:	10.1176/appi.focus.20220055	**Datum:**	2022 Oct 25
Webseite:	PMC		

[s78] - https://www.ncbi.nlm.nih.gov/books/NBK556001/

Autor:	Paroma Mitra, Tyler J. Torrico, Dimy Fluyau	**Titel:**	Narcissistic Personality Disorder
von:	StatPearls Publishing	**Datum:**	2024/03/01
Webseite:	NCBI Bookshelf	**Publisher:**	StatPearls Publishing

[s79] - https://pmc.ncbi.nlm.nih.gov/articles/PMC10187391/

Autor:	Erik C Nook, Adam C Jaroszewski, Ellen F Finch, Lois W Choi-Kain	**Titel:**	A Cognitive-Behavioral Formulation of Narcissistic Self-Esteem Dysregulation
DOI:	10.1176/appi.focus.20220055	**Datum:**	2022 Oct 25
Webseite:	PubMed Central (PMC)		

[s80] - https://pmc.ncbi.nlm.nih.gov/articles/PMC3138327/

Autor:	Alexis K Matusiewicz, Christopher J Hopwood, Annie N Banducci, CW Lejuez	**Titel:**	The Effectiveness of Cognitive Behavioral Therapy for Personality Disorders
von:	University of Maryland, Michigan State University	**DOI:**	10.1016/j.psc.2010.04.007
Datum:	2010 Sep	**Webseite:**	PubMed Central (PMC)
Publisher:	The Psychiatric clinics of North America		

[s81] - https://pmc.ncbi.nlm.nih.gov/articles/PMC5819598/

Autor:	Elizabeth L Kacel, Nicole Ennis, Deidre B Pereira	**Titel:**	Narcissistic Personality Disorder in Clinical Health Psychology Practice: Case Studies of Comorbid Psychological Distress and Life-Limiting Illness
von:	University of Florida	**DOI:**	10.1080/08964289.2017.1301875
Datum:	2017 Jul-Sep	**Webseite:**	PubMed Central (PMC)
Publisher:	Behavioral medicine (Washington, D. C.)		

[s82] - https://pmc.ncbi.nlm.nih.gov/articles/PMC10187400/

Autor:	Igor Weinberg, Elsa Ronningstam	**Titel:**	Narcissistic Personality Disorder: Progress in Understanding and Treatment
von:	Department of Psychiatry, Harvard Medical School, McLean Hospital, Belmont, Massachusetts.	**DOI:**	10.1176/appi.focus.20220052
Datum:	2022 Oct 25	**Webseite:**	PMC
Publisher:	PubMed Central (PMC)		

[s83] - https://pmc.ncbi.nlm.nih.gov/articles/PMC10187400/

Autor:	Igor Weinberg, Elsa Ronningstam	**Titel:**	Narcissistic Personality Disorder: Progress in Understanding and Treatment
DOI:	10.1176/appi.focus.20220052	**Datum:**	2022 Oct 25
Webseite:	PubMed Central (PMC)		

[s84] - https://pmc.ncbi.nlm.nih.gov/articles/PMC5819598/

Autor:	Elizabeth L Kacel, Nicole Ennis, Deidre B Pereira	**Titel:**	Narcissistic Personality Disorder in Clinical Health Psychology Practice: Case Studies of Comorbid Psychological Distress and Life-Limiting Illness
von:	Department of Clinical and Health Psychology, University of Florida	**DOI:**	10.1080/08964289.2017.1301875
Datum:	2017 Jul-Sep	**Webseite:**	PMC
Publisher:	Behavioral medicine (Washington, D. C.)		

[s85] - https://pmc.ncbi.nlm.nih.gov/articles/PMC10097942/

Autor:	Ester di Giacomo, Elena Andreini, Ottavia Lorusso, Massimo Clerici	**Titel:**	The dark side of empathy in narcissistic personality disorder
DOI:	10.3389/fpsyt.2023.1074558	**Datum:**	2023 Mar 30
Webseite:	PubMed Central (PMC)	**Publisher:**	Frontiers in Psychiatry

[s86] - https://pmc.ncbi.nlm.nih.gov/articles/PMC4955139/

Autor:	Andrada D Neacsiu, Mathew A Tkachuck	**Titel:**	Dialectical behavior therapy skills use and emotion dysregulation in personality disorders and psychopathy: a community self-report study
von:	University of Mississippi, Duke University Medical Center	**DOI:**	10.1186/s40479-016-0041-5
Datum:	2016 Jul 20	**Webseite:**	PubMed Central (PMC)
Publisher:	Borderline Personality Disorder and Emotion Dysregulation		

[s87] - https://pmc.ncbi.nlm.nih.gov/articles/PMC10786009/

Autor:	Falk Leichsenring, Peter Fonagy, Nikolas Heim, Otto F Kernberg, Frank Leweke, Patrick Luyten, Simone Salzer, Carsten Spitzer, Christiane Steinert	**Titel:**	Borderline personality disorder: a comprehensive review of diagnosis and clinical presentation, etiology, treatment, and current controversies
DOI:	10.1002/wps.21156	**Datum:**	2024 Jan 12
Webseite:	PubMed Central (PMC)	**Publisher:**	World Psychiatry

[s88] - https://dx.doi.org/10.1176/appi.ajp.2013.12040518

Autor:	Lotte L.M. Bamelis, Silvia M.A.A. Evers, Philip Spinhoven, Arnoud Arntz	**Titel:**	Results of a Multicenter Randomized Controlled Trial of the Clinical Effectiveness of Schema Therapy for Personality Disorders
DOI:	10.1176/appi.ajp.2013.12040518	**Datum:**	01 March 2014
Webseite:	American Journal of Psychiatry	**Publisher:**	American Psychiatric Association

Bild-Quellen

Die nicht aufgelisteten Bilder stammen entweder aus eigener Erstellung oder wurden mit entsprechender Lizenz erworben. Für diese Bilder sind alle Rechte vorbehalten.

Für alle anderen, hier aufgelisteten Bilder gilt:
Keines der Bilder wurde verändert, lediglich die Auflösung wurde angepasst. In der eBook-Version wurden die Bilder zu nummerierten Collagen zusammengestellt. Alle Bilder unterliegen weiterhin ihrer ursprünglichen Lizenz und werden gemäß ihrer jeweiligen Lizenzbestimmungen verwendet. Sollten Sie Fehler bei der Zuordnung oder andere Unstimmigkeiten entdecken, kontaktieren Sie uns bitte.

Datum der finalen Bildprüfung: 2025-02-04.

Verwendete Lizenz

CC0 http://creativecommons.org/publicdomain/zero/1.0/deed.en

Bildnachweise

[i1] - 001_002_002_image_einschuechterung.jpeg
https://upload.wikimedia.org/wikipedia/commons/f/fd/Plate_2_from_the_%27Disparates%27-_Folly_of_Fear_MET_MM7260.jpg

Date:	circa	**von:**	Pharos
Künstler:	Francisco Goya	**License:**	CC0

[i2] - 001_003_003_image_stigmatisierung.jpeg
https://upload.wikimedia.org/wikipedia/commons/d/dd/My_superpower_is._Breaking_the_stigma_on_mental_illness_%2817974676470%29.jpg

Date:	2015-02-02	**von:**	OceanAtoll
Künstler:	SAMHSA	**License:**	Public domain

[i3] - 002_002_003_image_achtsamkeit.jpeg
https://upload.wikimedia.org/wikipedia/commons/c/c1/School_children_meditating.jpg

Date:	2014-10-13	**von:**	Farang Rak Tham
Künstler:	Kochphon (Honey) Onshawee	**License:**	CC0

[i4] - 004_002_001_image_emotionale_belastung.jpeg
https://upload.wikimedia.org/wikipedia/commons/1/1e/Headache-1557872_960_720.jpg

Date:	2016-07-28	**von:**	U3119842
Künstler:	Phee	**License:**	CC0

[i5] - 005_001_001_image_kunsttherapie.jpeg
https://upload.wikimedia.org/wikipedia/commons/b/b2/Fortier_DAKAR_art_therapy_30dec11_300.jpg

Date:	2011-12	**von:**	Oaktree b
Künstler:	Photo: VOA - A. Fortier	**License:**	Public domain

[i6] - 005_003_001_image_selbstreflexion.jpeg
https://upload.wikimedia.org/wikipedia/commons/1/1f/Self-reflection_At_The_Sea_%28Unsplash%29.jpg

Date:	2016-03-23	**von:**	Fæ
Künstler:	lucassankey	**License:**	CC0

[i7] - 005_003_001_image_achtsamkeitsuebungen.jpeg
https://upload.wikimedia.org/wikipedia/commons/9/98/Sukhesikarama_Mindful_Forest_Meditation_Center.jp
g

Date:	2024-02-15	**von:**	Cun Cun
License:	CC0		

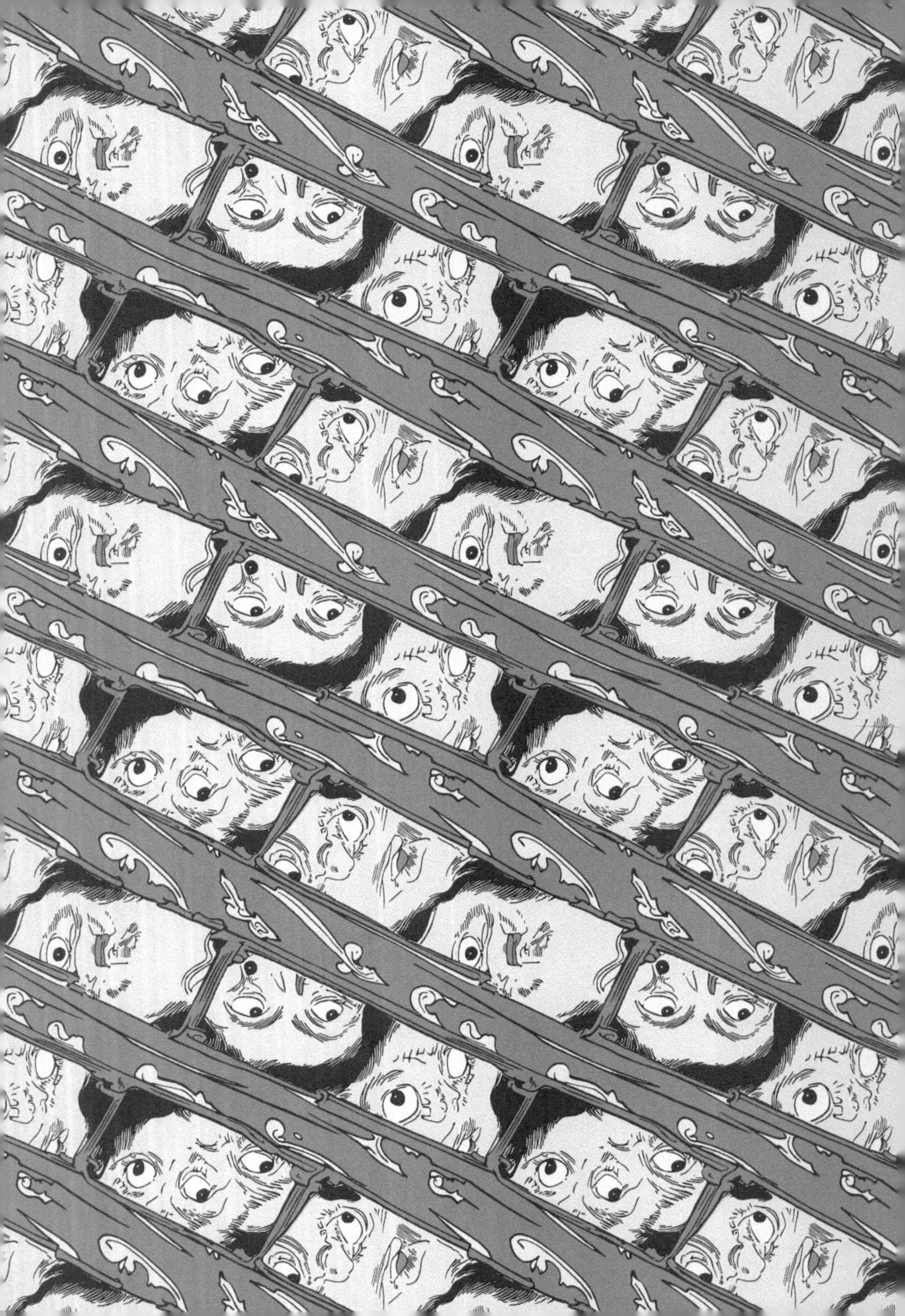

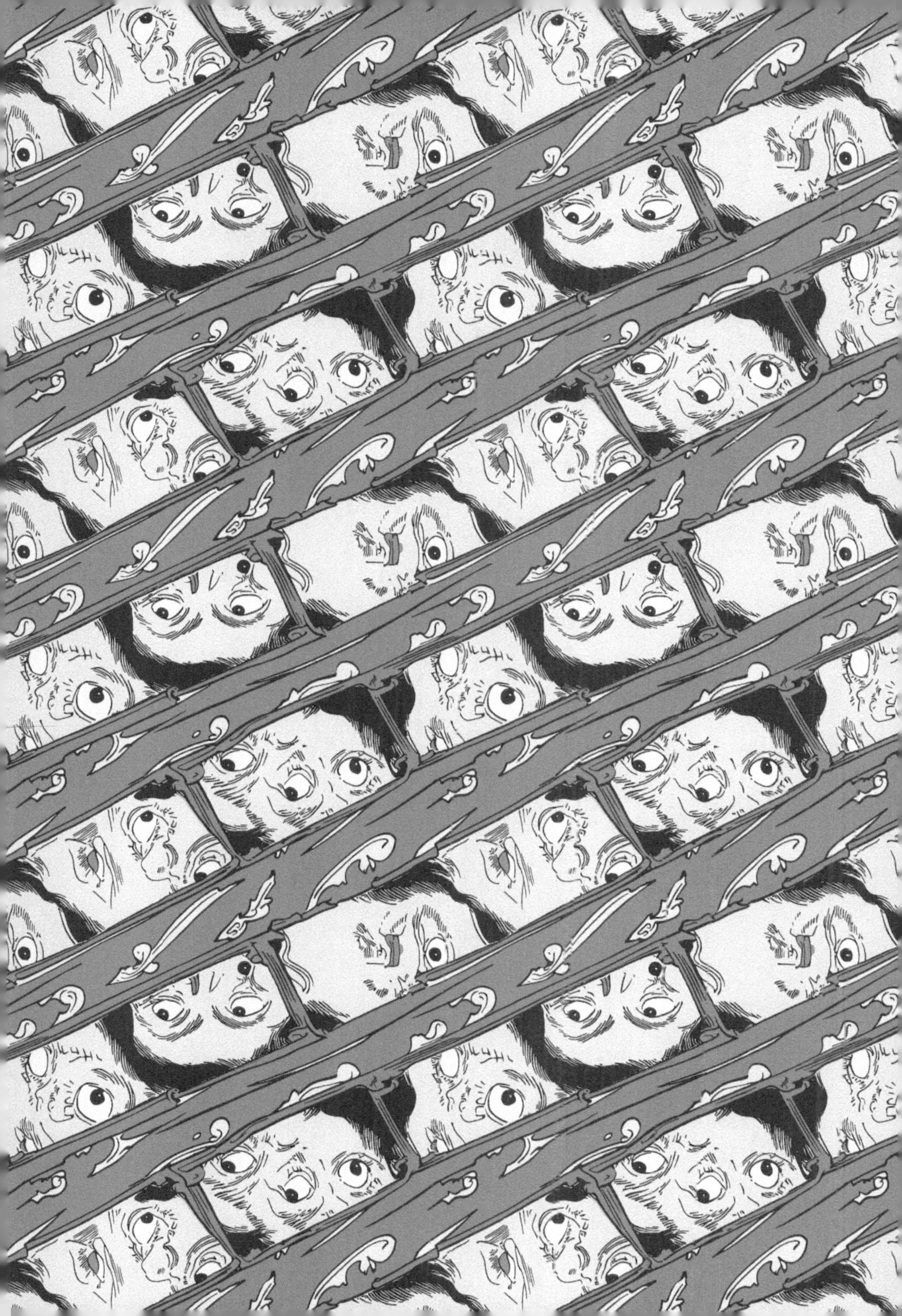

FSC
www.fsc.org
MIX
Papier | Fördert gute Waldnutzung
FSC® C083411

Kolibri 360 GmbH
Ferdinand-Jühlke-Straße 7
99095 Erfurt, Deutschland
produktsicherheit@kolibri360.de